Leitfaden
für die
erste Hilfeleistung
an Bord von
Seefischereifahrzeugen.

Auf Veranlassung des Staatssekretärs des Innern

bearbeitet im

Kaiserlichen Gesundheitsamte.

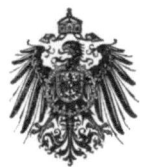

Springer-Verlag Berlin Heidelberg GmbH
1911

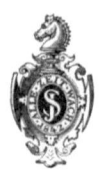

ISBN 978-3-662-33501-7   ISBN 978-3-662-33899-5 (eBook)
DOI 10.1007/978-3-662-33899-5
Softcover reprint of the hardcover 1st edition 1911

Preis: geheftet 45 Pfg.; kart. 50 Pfg.; in Leinwand geb. 60 Pfg.

Vorwort.

Bei einer Beratung der Technischen Kommission für Seeschiffahrt im Jahre 1897 war der Wunsch geäußert worden, es möge den Schiffern auf kleiner Fahrt Gelegenheit geboten werden, sich durch Teilnahme an Samariterkursen gewisse Kenntnisse in der ersten Hilfeleistung bei Unfällen und Erkrankungen an Bord zu erwerben. Es war dabei besonders auf die Fischdampfer und Heringslogger hingewiesen, die bei ihrem oft wochenlangen Aufenthalt auf See einer Sicherstellung der ersten Hilfeleistung an Bord bei plötzlichen Unglücksfällen dringend bedürften. Die Kommission pflichtete diesen Ausführungen bereits damals bei und empfahl die Einrichtung von Samariterkursen für Schiffer auf kleiner Fahrt während ihres Schulbesuches.

Zwar hatte bereits seit dem Jahre 1892 der Deutsche Seefischereiverein Samariterkurse für Seefischer mit bestem Erfolge an den verschiedensten Plätzen der Nord- und Ostseeküste veranstaltet. Da jedoch diese Kurse vornehmlich für die in der kleinen Segelfischerei beschäftigten Fischer bestimmt waren und insbesondere für die Besatzung der Fischdampfer und Heringslogger sich immer mehr die Notwendigkeit einer sachgemäßen Hilfeleistung bei Unfällen und Verletzungen an Bord herausstellte, so wurde bei einer erneuten Beratung der Technischen Kommission für Seeschiffahrt im Jahre 1908 der durch eine Prüfung abzuschließende Besuch eines Samariterkurses für die Führer von Fischdampfern und Heringsloggern zur allgemeinen Einführung empfohlen. Zugleich wurde dabei der Wunsch geäußert, daß das Kaiserliche Gesundheitsamt für den Gebrauch bei diesen Kursen die Bearbeitung eines besonderen Leitfadens übernehmen möge, nachdem sich herausgestellt hatte, daß die gleichfalls im Kaiserlichen Gesundheitsamt bearbeitete „Anleitung zur Gesundheitspflege auf Kauffahrteischiffen" dafür zu umfangreich sei und vieles für den Schiffer auf kleiner Fahrt Entbehrliche enthalte. Das Gesundheitsamt hat diesem Wunsche gern entsprochen und den vorliegenden kurzen Leitfaden ausgearbeitet. In ihm haben unter tunlichster Anlehnung an die betreffenden Paragraphen der oben erwähnten Anleitung und unter ständiger Bezugnahme auf die gemäß Bekanntmachung des Reichskanzlers vom 3. Juli 1905, betr. Krankenfürsorge auf Kauffahrteischiffen, in den Verzeichnissen I a und I b vorgeschriebene Ausrüstung der Hochseefischereifahrzeuge mit Arznei- und sonstigen Hilfsmitteln zur Krankenpflege (vgl. den Anhang zu dieser Druckschrift) diejenigen Unterrichtsgegenstände Aufnahme gefunden, deren Kenntnis für die Fischereitreibenden in erster Linie von Wichtigkeit erscheint. Es sind daher neben einer kurzen Beschreibung des menschlichen Körpers vor allem die notwendigsten Maßnahmen für die erste Hilfe bei Unfällen, Verletzungen und plötzlichen Erkrankungen an Bord von Fahrzeugen der Hochseefischer beschrieben worden, wobei durch eingefügte Abbildungen das Verständnis des Gesagten nach Möglichkeit erleichtert werden soll. Der Umfang der ersten Hilfeleistung war in Anbetracht der besonderen Verhältnisse an Bord weiter zu ziehen, als es an Land üblich ist, besonders mit Rücksicht auf die mehr und mehr entfernte Fischgründe aufsuchenden Fischdampfer, denen die Erlangung ärztlicher Hilfe oft erst nach Ablauf längerer Zeit möglich ist.

Die Bearbeitung des Leitfadens ist von dem Mitgliede des Kaiserlichen Gesundheitsamts Regierungsrat Dr. Buchholz ausgeführt worden. Der Deutsche Seefischereiverein hat in dankenswerter Weise die Vollendung der Arbeit durch bereitwillige Auskunfterteilung sowie durch Überlassung von statistischem Material und von gutachtlichen Äußerungen verschiedener in den Samariterkursen des Vereins beschäftigter ärztlicher Lehrer gefördert.

Inhaltsverzeichnis.

I. Von dem Bau und den Verrichtungen des menschlichen Körpers.
- § 1. Allgemeines 1
- § 2. Die Knochen 1
- § 3. Nerven. Blutgefäße 4
- § 4. Herz. Blutkreislauf 5
- § 5. Lungen, Luftwege. Atmung 7
- § 6. Speiseröhre. Magen. Leber. Milz. Darm 8
- § 7. Harn- und Geschlechtsorgane 10
- § 8. Körpersäfte, Blut. Lymphe 11

II. Erste Hilfe bei Erkrankungen an Bord.

A. Allgemeines.
- § 9. Krankheitszeichen 11
- § 10. Allgemeine Regeln für die Krankenbehandlung ... 14
- § 11. Fieber 14
- § 12. Arzneimittel an Bord 16
- § 13. Abgabe und Anwendung von Arzneimitteln usw. ... 17
- § 14. Angaben über einzelne Mittel 18
- § 15. Warme und kalte Umschläge 20

B. Einige wichtige Allgemeinkrankheiten und Erkrankungen einzelner Körperteile.
- § 16. Ansteckende Krankheiten 20
- § 17. Vorbeugende Maßregeln gegen ansteckende Krankheiten. Desinfektion 21
- § 18. Tuberkulose 23
- § 19. Unterleibstyphus, Ruhr, Cholera 23
- § 20. Geschlechtskrankheiten 25
  - a) Tripper 25
  - b) Schanker (Syphilis) 28
- § 21. Verhütung der Geschlechtskrankheiten 30

§ 22. Wechselfieber (Sumpffieber, Küstenfieber, kaltes Fieber, Malaria) 31
§ 23. Gelenkrheumatismus 32
§ 24. Muskelrheumatismus 32
§ 25. Hals- und Mandelentzündung 33
§ 26. Kehlkopfkatarrh, Luftröhrenkatarrh 33
§ 27. Lungenentzündung 34
§ 28. Verdauungsstörungen 35
§ 29. Magenblutungen, Lungenblutungen 36
§ 30. Blinddarmentzündung 37

III. Erste Hilfe bei Verletzungen und äußeren Krankheiten.

A. Allgemeine Vorschriften über die Behandlung von Verletzungen.

§ 31. Untersuchung, Fortschaffung, Lagerung und Pflege des Verletzten 38
§ 32. Behandlung des verletzten Körperteils 39
§ 33. Verbände 39

B. Vorschriften für die erste Behandlung einzelner Arten von Verletzungen.

1. Wunden.

§ 34. Wundbehandlung 40
§ 35. Wundnaht 44
§ 36. Behandlung verunreinigter Wunden 45
§ 37. Verbandwechsel 46
§ 38. Blutstillung im allgemeinen 46
§ 39. Blutstillung bei Blutungen aus den verschiedenen Schlagadern 47
§ 40. Schnitt-, Stich-, Quetsch- und Rißwunden 52
§ 41. Wunden mit Verletzungen wichtiger Teile 53
§ 42. Brandwunden, Frostschäden 54
§ 43. Beispiel für die Wundbehandlung, Kopfverletzung . . 55

2. Quetschungen, Verstauchungen, Verrenkungen.

§ 44. Quetschungen 57
§ 45. Verstauchungen und Verrenkungen 59
  a) Verstauchungen 59
  b) Verrenkungen 60

3. Knochenbrüche.

§ 46. Erkennung und Behandlung der Knochenbrüche im allgemeinen 61

§ 47. Vorbereitung des Verbandes. 63
§ 48. Verfahren bei Einrichtung eines Knochenbruchs und Anlegung des Verbandes 65

4. Erste Behandlung der einzelnen Knochenbrüche.

§ 49. Schädelbruch 67
§ 50. Brüche der Rippen, des Schlüsselbeins, der Wirbelsäule 67
§ 51. Brüche an den oberen Gliedmaßen 69
§ 52. Brüche an den untern Gliedmaßen 72
§ 53. Beispiel für einen offenen Knochenbruch (Bruch des Unterschenkels mit Hautzerreißung) 77

C. Einige wichtige äußere Erkrankungen und ihre erste Behandlung.

§ 54. Fingerentzündung (Fingergeschwür). 79
§ 55. Blutschwär, Schweinsbeule (Furunkel) 82
§ 56. Unterleibsbrüche 83

IV. Erste Hilfe bei Ohnmacht, Scheintod, Hitzschlag.

§ 57. Ohnmacht 84
§ 58. Scheintod 84
§ 59. Vorbereitungen für die künstliche Atmung 85
§ 60. Die künstliche Atmung 86
§ 61. Hitzschlag 88

Anhang.

1. Ausrüstung der Hochseefischereifahrzeuge mit Arznei- und anderen Hilfsmitteln zur Krankenpflege 91
2. Formular für die Beschreibung von Unfällen 97

I. Von dem Bau und den Verrichtungen des menschlichen Körpers.

§ 1.
Allgemeines.

Der äußeren Form nach kann man am menschlichen Körper Kopf, Rumpf und Gliedmaßen unterscheiden. Sie werden überzogen von der Haut, die in wechselndem Grade mit Haaren besetzt und an den Fingern und Zehen mit den aus einer hornartigen Masse bestehenden Nägeln bekleidet ist. An den ins Innere führenden Körperöffnungen (Mund, Nase usw.) geht die Haut in die Schleimhaut über, die ihren Namen von dem Schleimüberzug trägt, der von den in der Schleimhaut liegenden Schleimdrüsen beständig abgesondert wird und der Schleimhaut dadurch stets eine feuchte Beschaffenheit und ein glänzendes Aussehen verleiht. Unter der Haut liegen außer einer mehr oder weniger dünnen Fettschicht die Muskeln, die man gewöhnlich als das „Fleisch" bezeichnet. Sie können sich zusammenziehen und wieder ausdehnen und dienen daher zur Bewegung der einzelnen Körperteile und des ganzen Körpers. Ihre Stütze erhalten sie durch das Knochengerüst, mit dem sie sich meist durch die Sehnen verbinden.

§ 2.
Die Knochen.

Die Knochen, von denen manche im Innern das Knochenmark enthalten, sind außen mit einem feinen, festen Überzuge, der Knochenhaut, versehen. Die Knochen des Kopfes umschließen schalenförmig das Gehirn und die wichtigsten Sinnes-

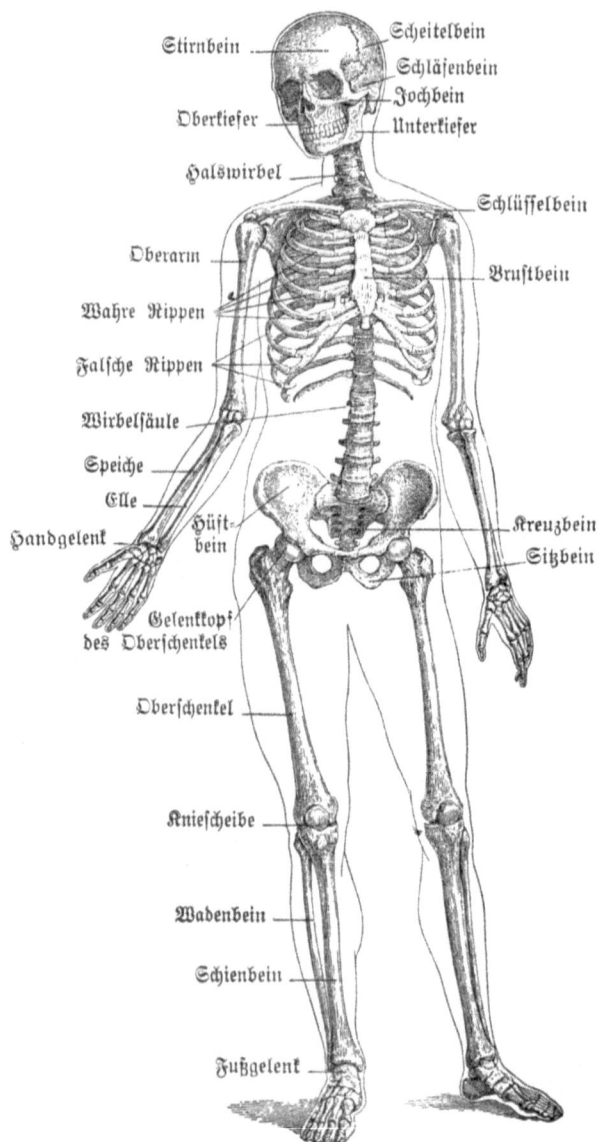

Abbildung 1. Skelett von vorn gesehen.

werkzeuge. Dem Kopfe fügen sich die Wirbelknochen an, welche die Wirbelsäule zusammensetzen. In dieser verläuft das Rückenmark als Fortsetzung des Gehirns. Von den Brustwirbelknochen gehen

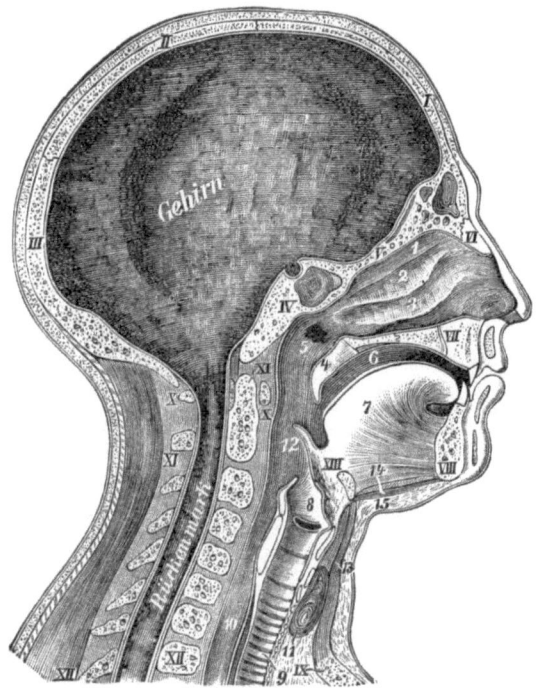

Abbildung 2. Kopf und Hals im senkrechten Durchschnitt.
I—V Schädelknochen (I Stirnbein, II Scheitelbein, III Hinterhauptbein, IV Keilbein, V Siebbein), VI Nasenbein, VII Oberkiefer, VIII Unterkiefer, IX Brustbein, X bis XII Wirbel, XIII Zungenbein, 1—3 Nasenmuscheln, 4 Weicher Gaumen mit Zäpfchen, 5 Mündung der Ohrtrompete, 6 Mundhöhle, 7 Zunge, 8 Kehlkopf, 9 Luftröhre, 10 Speiseröhre, 11 Schilddrüse, 12 Kehldeckel, 13, 14 Halsmuskel, 15 Haut.

die Rippen ab, die mit Hilfe des Brustbeins den Brustkorb bilden. Am Rücken liegen ihnen die Schulterblätter, vorn die Schlüsselbeine auf. Diesen ist seitlich der Oberarmknochen angefügt, an welchen 2 Unterarmknochen und die Hand- und Fingerknochen sich anschließen.

1*

— 4 —

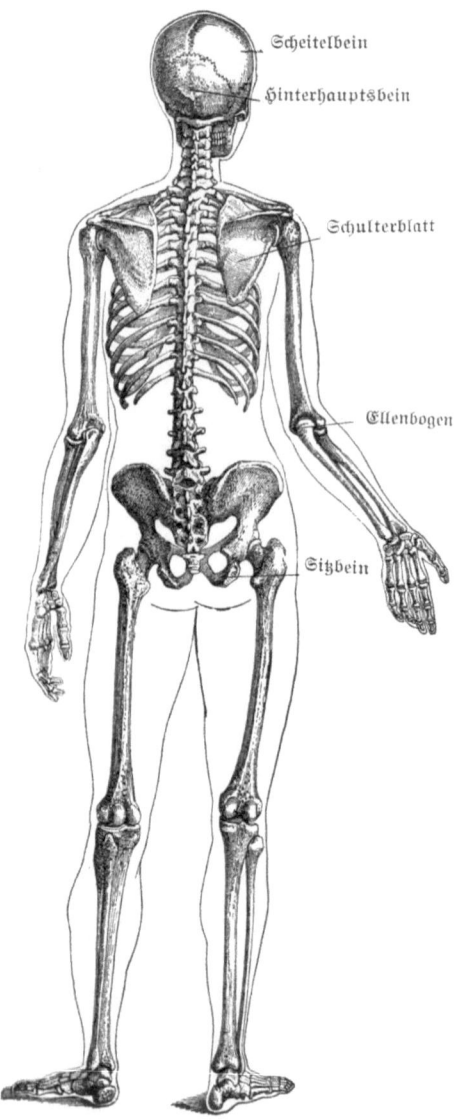

Abbildung 3. Skelett von hinten gesehen.

Scheitelbein
Hinterhauptsbein
Schulterblatt
Ellenbogen
Sitzbein

Unten ruht die Wirbelsäule auf den Beckenknochen, die mit den unteren Rippen und den umgebenden Muskeln die Bauchhöhle umschließen. Dem Becken fügt sich jederseits ein Oberschenkelknochen an, diesem wieder je zwei Unterschenkelknochen; ihrer Verbindungsstelle ist die knöcherne Kniescheibe vorgelagert. Den Unterschenkelknochen folgen die Fuß- und Zehenknochen. Die meisten Knochen sind in sogenannten Gelenken beweglich und an diesen Stellen von der aus sehnenartigen Bandmassen bestehenden Gelenkkapsel umhüllt. An den Gelenkenden sind viele Knochen mit einem Knorpelüberzug versehen.

§ 3.
Nerven. Blutgefäße.

Neben gewissen Muskeln verlaufen, gewöhnlich gemeinsam, die größeren Nerven und Blut-

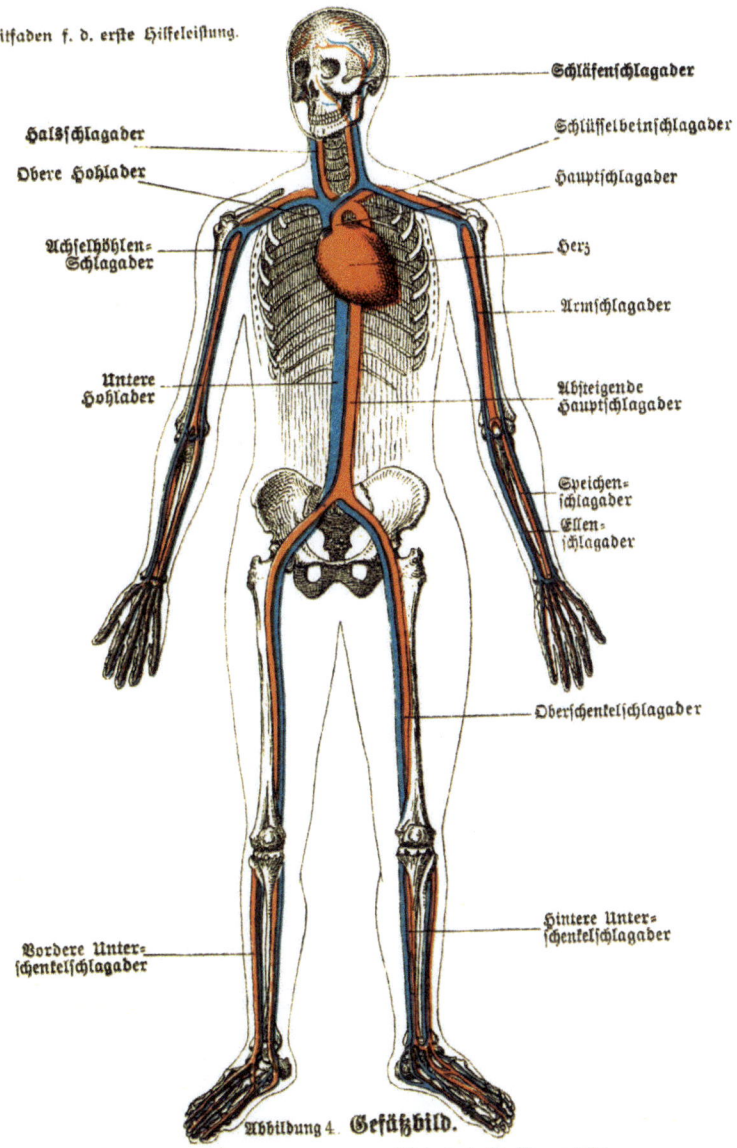

Abbildung 4. **Gefäßbild.**

Die roten Adern sind Schlagadern (Arterien), die blauen Blut=
adern (Venen).
Am Skelett des Brustkorbes sind die vorderen Teile der Schlüssel=
beine und der Rippen nebst dem Brustbein herausgeschnitten.

gefäße, während ihre feineren Verzweigungen den ganzen Körper durchsetzen. Die Nerven haben ihren Ausgangspunkt im Gehirn und Rückenmark; sie dienen wesentlich der Empfindung und vermitteln außerdem die Bewegung. Bei den Blutgefäßen unterscheidet man die Schlagadern (Pulsadern), in denen das Blut vom Herzen fort nach den verschiedenen Körpergegenden fließt, und die Blutadern, die das Blut von dort nach dem Herzen zurückleiten. Die Verbindung zwischen den Schlag- und Blutadern wird durch ein überall sich ausbreitendes Netz feinster Blutgefäße, sogenannter Haargefäße, bewirkt.

Die wichtigsten Blutgefäße sind die unmittelbar vom Herzen ausgehende Hauptschlagader und ihre Verzweigungen, die größeren Schlagadern. Zu diesen gehören die Halsschlagader (an jeder Seite des Halses neben dem Kehlkopf gelegen), die Schlüsselbeinschlagader (hinter jedem Schlüsselbein), die nach dem Arm hinüberlaufend die Achselschlagader in der Achselhöhle und die Oberarmschlagader an der Innenseite des Oberarms bildet. In der Ellenbogengegend teilt sich die Oberarmschlagader in 2 Schlagadern, die an der Kleinfinger- und der Daumenseite des Unterarms bis zur Hand hinführen. Die an der Daumenseite laufende Schlagader wird in der Nähe des Handgelenks gewöhnlich zum Fühlen des Pulses benutzt.

Vom absteigenden Teil der Hauptschlagader geht nach unten jederseits die Oberschenkelschlagader ab, die aus dem Becken etwa in der Mitte der Schenkelbeuge heraustritt und an der Innenseite des Oberschenkels zwischen den Muskeln nach hinten zur Kniekehle verläuft, um sich dann in die Unterschenkelschlagadern zu teilen.

§ 4.

Herz. Blutkreislauf.

Die Blutbewegung kommt dadurch zustande, daß das Herz durch seine pumpenartige Tätigkeit das Blut in die Adern hineinpreßt. Das Herz, das im mittleren und unteren Teil der Brusthöhle, etwas nach links geneigt, vorn zwischen den Lungen liegt, ist ein kegelförmiger Hohlmuskel von der Größe der Faust des

Menschen. Es wird vom Herzbeutel umgeben. Durch eine Scheidewand wird die rechte von der linken Herzhälfte geschieden. Jede

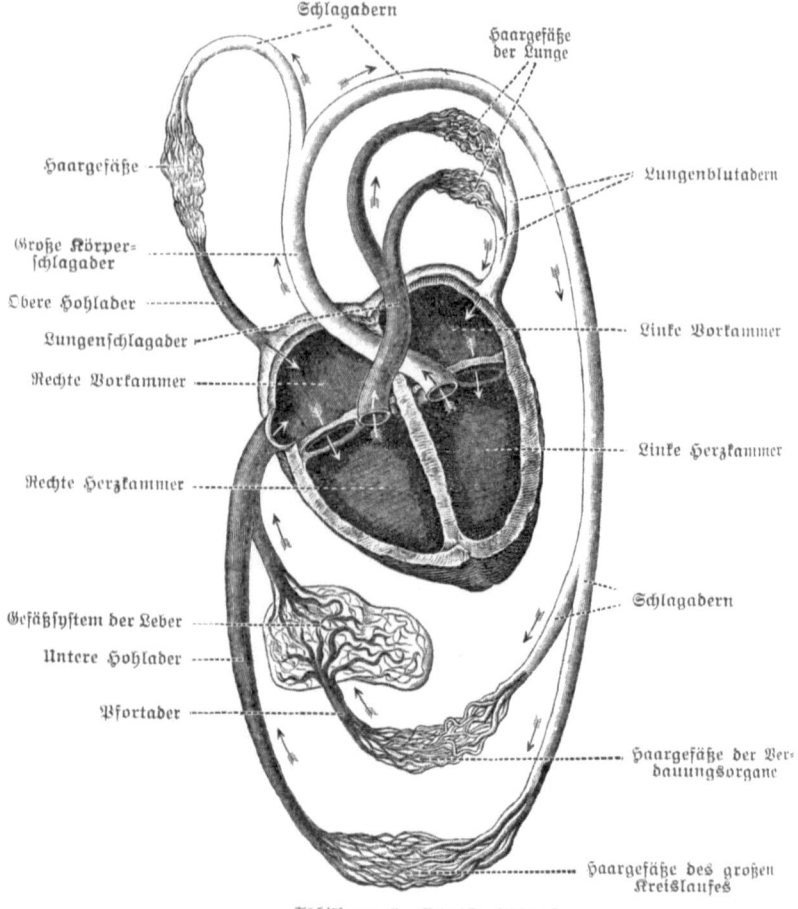

Abbildung 5. Blutkreislauf.

Herzhälfte wird durch eine Querwand in einen unteren Abschnitt, Herzkammer, und einen oberen, Vorkammer, getrennt. Diese beiden

Abschnitte stehen durch eine mit Klappen versehene Öffnung der Querwand miteinander in Verbindung.

Das aus den Blutadern in der Hauptblutader sich sammelnde, dem Herzen zufließende Blut, das sich bei seinem Lauf durch den Körper in seiner Zusammensetzung und Färbung geändert hat und dunkelrot aussieht, ergießt sich in die rechte Vorkammer und von dort in die rechte Herzkammer. Aus dieser wird es den Lungen zugeführt und kommt in dieser mit der eingeatmeten Luft in Berührung. Hierbei erhält es eine Auffrischung, die sich auch durch die nunmehr hellrote Farbe verrät. Dieses frische Blut sammelt sich aus den Lungen wieder, um in die linke Vorkammer und von dort in die linke Herzkammer zu fließen. Aus dieser wird es durch die regelmäßigen Zusammenziehungen des Herzens in die Schlagadern gepreßt und durchläuft den ganzen Körper, um sich schließlich wieder in den Blutadern zu sammeln und zum Herzen zurückzufließen. Von dort aus wird es zur Auffrischung dann wieder in die Lungen gepumpt und beginnt so den Kreislauf von neuem. Die Tätigkeit des Herzens und der Lungen stehen also in innigem Zusammenhange.

§ 5.
Lungen, Luftwege. Atmung.

Die Lungen nehmen den weitaus größten Teil der Brusthöhle ein; sie werden von einer zarten Haut, dem Brustfell, das auch die innere Wand der Brusthöhle auskleidet, überzogen. Die Lungen enthalten, wie ein Schwamm, zahlreiche kleinste Hohlräume (Lungenbläschen), in welche die Luft bei der Atmung einströmt. Die Lungenbläschen werden vom Blut in einem dichten Netz feinster Äderchen umflossen, so daß die eingeatmete Luft mit dem Blut in enge Berührung kommt. Die Luft tritt vom Munde oder von der Nase aus in die Rachenhöhle, alsdann durch den Kehlkopf in die Luftröhre. Sie verteilt sich durch die zahllosen Verzweigungen der Luftröhre, die schließlich als feinste Röhrchen in den Lungenbläschen endigen, in beiden Lungen. Der Kehlkopf ist der Sitz der Stimmbildung für die Sprache und den Gesang. Die Einatmung der

— 8 —

Luft geschieht besser durch die Nase als durch den Mund, weil die Luft beim Durchgang durch die Nase vorgewärmt und von Staub befreit wird.

Ein- und Ausatmung werden durch die Erweiterung und Zusammenziehung des Brustkorbs bewirkt, die durch die Tätigkeit verschiedener am Brustkorb und zwischen den Rippen liegender Muskeln erfolgen. Bei der Erweiterung des Brustkorbs strömt Luft in die Lungenbläschen, und die Lungen blähen sich auf (Einatmung). Bei der die Ausatmung begleitenden Verengerung des Brustkorbs sinken die Lungen wieder zusammen, und die Luft entweicht aus ihnen. Dieser Wechsel erfolgt, erkennbar an der Zahl der Atemzüge, gewöhnlich 16 bis 18 mal in der Minute; bei Anstrengungen und in manchen Krankheiten, namentlich bei fieberhaften, häufiger.

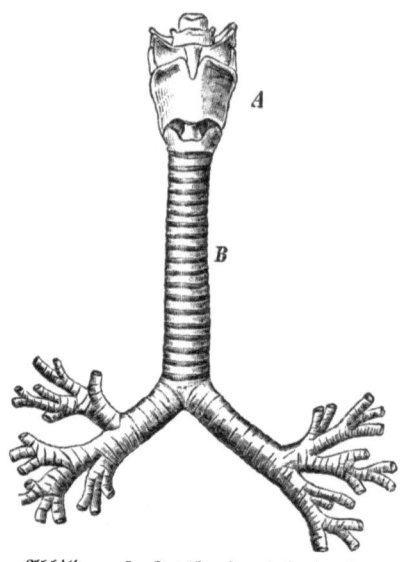

Abbildung 6. Kehlkopf und Luftröhre.

§ 6.

Speiseröhre. Magen. Leber. Milz. Darm.

Hinter dem Kehlkopfe und der Luftröhre zieht die vom Schlunde herabführende Speiseröhre zum Magen hin. Sie durchbricht dabei das Zwerchfell; dieses ist ein Muskel, der wie eine Querscheidewand Brust- und Bauchhöhle voneinander trennt. Die Bauchhöhle wird vom Bauchfell ausgekleidet. In ihrem oberen vorderen Teil enthält sie den Magen. Seine Lage entspricht etwa der Herz- oder Magengrube dicht unterhalb des Brustbeins. Rechts vom Magen

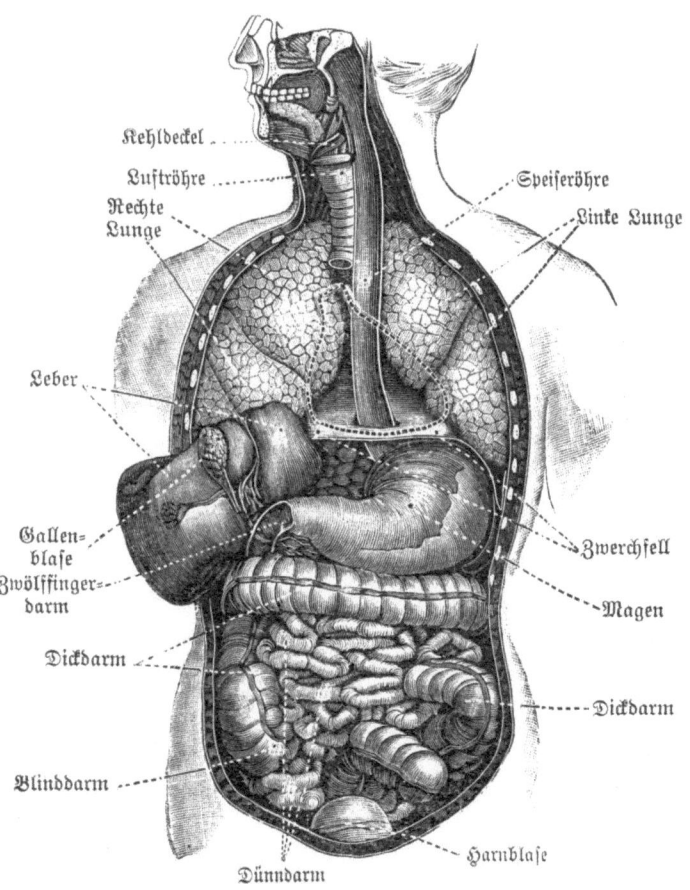

Abbildung 7. **Brust- und Baucheingeweide des Menschen.**
Die Luftröhre ist vor ihrer Teilung abgeschnitten, die Speiseröhre und der Zwölffingerdarm sich eröffnet. Die punktierte Linie bezeichnet die Umrisse des Herzens, welches der Übersichtlichkeit halber als herausgenommen gedacht ist. Die Leber ist nebst der Gallenblase nach oben geschlagen.

liegt die Leber mit der ihr am unteren Rande angelagerten Gallenblase, die zur Aufnahme der von der Leber abgesonderten Galle dient. Links hinten und seitlich vom Magen liegt die Milz, die bei der Blutbereitung mitwirkt. Der Magen, in den die vom Munde beim Schlucken durch die Speiseröhre beförderten Speisen zuerst gelangen, setzt sich in den Dünndarm fort. Die durch das Kauen mittels der Zähne im Munde zerkleinerten Speisen vermischen sich mit dem Speichel und dem von der Schleimhaut des Magens abgesonderten Magensaft und werden dadurch für die Verdauung im Darm vorbereitet. Sie kommen dann im Anfang des Dünndarms mit der Galle, die aus der Gallenblase sich in den Darm ergießt, und anderen für die Verdauung wichtigen Säften zusammen. Ist der Speisebrei durch diese Verdauungssäfte genügend verarbeitet, so gehen diejenigen Stoffe, welche zur Aufnahme in den Körper geeignet sind, durch die Schleimhaut des Darms hindurch in die Körpersäfte und das Blut über. Die übrig bleibenden, nicht zur Aufnahme geeigneten Reste werden vom Dünndarm mittels regelmäßiger Bewegungen, die der mit Muskeln in seiner Wandung ausgestattete Darm vollführt, in den Dickdarm befördert, und gelangen aus dem letzten Teil des Dickdarms, dem Mastdarm, durch den After als Kot nach außen.

An der Übergangsstelle zwischen Dünn- und Dickdarm befindet sich in der rechten unteren Bauchgegend ein dünner, blind endigender Fortsatz von wechselnder Länge, nach seiner Gestalt der Wurmfortsatz genannt. Dieser Fortsatz ist oft der Sitz gefährlicher Erkrankungen, der sogenannten Blinddarmentzündungen.

§ 7.
Harn- und Geschlechtsorgane.

An der Hinterwand der Bauchhöhle, neben der Wirbelsäule, in der Höhe zwischen Rippen und Beckenknochen liegen die Nieren, in denen der Harn (Urin) aus dem Blute abgesondert wird. Von jeder Niere gelangt der Harn durch ein häutiges Röhrchen in die vorn am Grunde der Bauchhöhle liegende Harnblase und wird von hier durch die Harnröhre nach außen entleert. Die Harnröhre liegt beim Manne an der unteren Seite des männlichen Gliedes und durchbohrt dessen Ende, die Eichel, mit einer spaltförmigen Öffnung. Die Eichel ist von der Vorhaut umgeben. Zu den Geschlechtswerkzeugen gehören auch die hinter dem Gliede im Hodensack liegenden beiden Hoden.

§ 8.
Körpersäfte, Blut, Lymphe.

Blut und Lymphe bilden die Körpersäfte. Das Blut ist rot gefärbt, die Lymphe farblos oder milchig trübe. Das Blut wird durch die Tätigkeit des Herzens ständig in fließender Bewegung gehalten und durchkreist in den Adern den ganzen Körper. Die Lymphe besitzt keinen solchen Kreislauf wie das Blut, durchzieht aber ebenfalls den ganzen Körper innerhalb zahlreicher feiner Gefäße, die den Zweck haben, überall aus den Geweben Flüssigkeit aufzunehmen und diese schließlich an Blutadern, in die sie einmünden, abzugeben. Sichtbar werden diese Lymphgefäße als rote, unter der Haut liegende Stränge oft bei Entzündungen, namentlich an den Gliedmaßen. Zugleich schwellen dabei die in den Verlauf dieser Gefäße eingeschalteten Lymphdrüsen an, die dann besonders am Halse, in der Achselhöhle und der Schenkelbeuge leicht als bohnen- bis walnußgroße Gebilde zu sehen und zu fühlen sind und auf Druck schmerzen; gelegentlich können sie sogar vereitern.

II. Erste Hilfe bei Erkrankungen an Bord.

A. Allgemeines.

§ 9.
Krankheitszeichen.

Meldet ein Mann sich krank, so lasse man ihn zunächst angeben, worüber er zu klagen hat, worauf er seine Krankheit zurückführt und ob er schon früher einmal in ähnlicher Weise erkrankt war. Sodann erkundige man sich, wie die Krankheit angefangen hat und ob noch mehr Leute in ähnlicher Weise erkrankt sind.

Ein plötzlicher Beginn der Erkrankung mit Frost- und Hitzegefühl deutet meist auf eine fieberhafte Krankheit, die oft auf Ansteckung beruht, dazu kommen häufig noch Schmerzen in allen Gliedern und heftige Kopfschmerzen, belegte Zunge, Appetitlosigkeit und unruhiger, durch lebhafte Träume gestörter Schlaf. Schmerzen an einzelnen Körperstellen oder in einzelnen Gelenken deuten oft auf Rheumatismus. Rheumatismus (Gliederreißen, Muskelreißen) ist eine auf verschiedenen Ursachen beruhende, häufig auf Erkältung zurückzuführende schmerzhafte Erkrankung der Muskeln oder Gelenke. Stiche in der Brust, besonders an den Seiten, während des Atmens und Hustens kommen vor bei Rippenfell- oder bei Lungenentzündung, während ein Gefühl schmerzhaften Wundseins unmittelbar unter dem Brustbein beim Atemholen und Husten für eine Luftröhrenentzündung (Katarrh) spricht.

Schmerzen in der oberen Bauchgegend können vom Magen oder von der Leber herrühren. Schmerzen in der rechten Bauchseite, besonders in der unteren Hälfte, erwecken den Verdacht auf Blinddarmentzündungen, wenn sie fortgesetzt andauern und schon bei leisem Druck sich verschlimmern (§ 30). Treten die Schmerzen in der Blasengegend auf, wobei zugleich fortwährender Drang zum Harnlassen besteht, trotzdem jedesmal nur wenige Tropfen entleert werden, so zeigt dies eine Entzündung der Blasenschleimhaut (Blasenkatarrh) an. Schmerzen in After, oft mit lästigem, andauerndem Stuhldrang verbunden, werden bei Erkrankungen und Entzündungen der Schleimhaut des Mastdarms beobachtet, besonders bei Blutaderknoten (Hämorrhoiden), die sich aus dem After hervordrängen und sich entzündet haben. Auch eine ansteckende Krankheit, die Ruhr, ist mit dauerndem heftigen Stuhldrang, wobei schließlich nur Blut und Schleim unter großen Schmerzen entleert werden, verbunden.

Schmerzen im Halse und beim Schlucken weisen auf Hals- und Mandelentzündung hin, wobei die Schleimhaut des Rachens und des Gaumens lebhaft gerötet aussieht und die zu beiden Seiten des Gaumenbogens gelegenen „Mandeln" (s. Abbildung) mehr oder weniger stark angeschwollen und oft mit weißen Punkten besetzt sind.

Bluthusten zeigt stets eine schwere Erkrankung der Lungen, meist Schwindsucht, an; Erbrechen von Blut deutet auf eine gefährliche Magenerkrankung hin.

Bei Verdauungsstörungen stellt sich außer Appetitlosigkeit oft Verhaltung des Stuhlgangs (Verstopfung) ein. Nicht selten treten auch Durchfälle und Erbrechen auf.

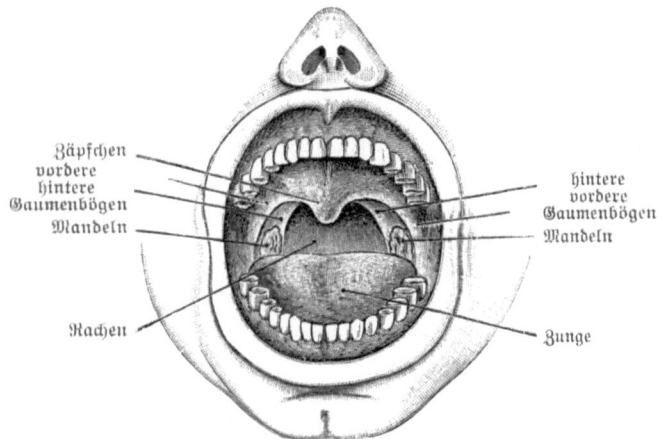

Abbildung 8. Mundhöhle des gesunden Menschen.

Bei Schwerkranken findet man oft, daß sie wirre Reden führen und auf Fragen keine oder unklare Antworten geben. Dies kommt besonders bei hohem Fieber vor, außerdem bei den durch übermäßige Erhitzung des Körpers herbeigeführten plötzlichen Erkrankungen, wie Hitzschlag. Da derartige Kranke oft Neigung zeigen, über Bord zu springen, so müssen sie unausgesetzt sorgfältig bewacht werden.

Vorübergehende Bewußtlosigkeit (Ohnmacht) kommt vor bei großer Schwäche, starkem Blutverlust oder im Beginn einer schweren Krankheit. Bei älteren Leuten ist an Schlaganfall zu denken. Längerdauernde Ohnmacht (Scheintod) ist häufig bei Verunglückten (Ertrunkenen, Erstickten) zu beobachten.

§ 10.
Allgemeine Regeln für die Krankenbehandlung.

Erkrankte Leute, mit Ausnahme ganz leicht Erkrankter, gehören ins Bett. Wo es möglich ist, müssen Kranke, besonders die an ansteckenden Krankheiten (z. B. Typhus, Ruhr, Diphtherie, Schwindsucht) leidenden, in einem besonderen, hellen, luftigen und möglichst ruhigen Raume für sich untergebracht werden. Jedenfalls muß der Kranke stets eine eigene Koje für sich haben.

Für den Kranken, namentlich den Fiebernden, ist eine leichte, flüssige Nahrung die beste. Vor allem ist Milch, wenn sie zu haben ist, ein gutes Nahrungsmittel für alle Kranke. Sie soll stets vor dem Genuß 5—10 Minuten lang gekocht und dann nach Belieben abgekühlt worden sein. Für die ersten Tage genügen meist bei fiebernden Kranken als Nahrung Suppen mit geringen Mengen Brot. Besonders bei allen mit Störung der Verdauung, Erbrechen, Durchfall, Verstopfung, Magen- und Leibschmerzen einhergehenden Erkrankungen wird die Ernährung in den ersten Tagen am besten nur auf flüssige Speisen beschränkt.

Jeder an einer ansteckenden oder sonstigen schweren Krankheit Leidende, ebenso jeder Schwerverletzte, der fremder Hilfe bedürftig ist, sollte sobald wie möglich an Land gebracht werden, da er nicht längere Zeit ohne Schaden für seine Gesundheit und oft auch für diejenige der übrigen Schiffsinsassen an Bord zubringen kann; insbesondere gilt dies in bezug auf diejenigen Schiffe, die keinen besondern Krankenraum haben.

§ 11.
Fieber.

Fieber ist keine Krankheit für sich, sondern nur ein Krankheitszeichen. Die Zahl der Pulsschläge und der Atemzüge ist dabei beschleunigt. Der Gesunde hat 60—80 Pulsschläge in der Minute und eine Körpertemperatur von 36,5—37, höchstens 37,5°, der Kranke im Fieber 90—120 und mehr und eine Körperwärme von 37,6—41° und darüber. Das einzig sichere Merkmal des Fiebers ist die Messung der Körperwärme mittels eines Kranken- oder Fieberthermometers. Alle anderen Merkmale außer der erhöhten Körperwärme, z. B. belegte Zunge, Kopfschmerz, Appetitmangel, kommen auch bei anderen Zuständen vor, die mit dem Fieber nichts zu tun haben.

Zur Messung der Körperwärme wird das Krankenthermometer mit der Quecksilberkugel in die Mitte der einen, vorher trocken gewischten Achselhöhle gelegt, dann wird der Arm an den Körper angedrückt und einige Zeit in dieser Lage gehalten. Die Quecksilberkugel muß mit der Haut in der Achselhöhle überall in Berührung sein, deshalb achte man darauf, daß nicht Teile des Hemdes sich dazwischen schieben. Gewöhnliche Krankenthermometer müssen mindestens 10 Minuten liegen bleiben, wobei man am besten nach weiteren 2 Minuten nochmals nachsieht, ob das Quecksilber noch höher gestiegen ist, so lange bis kein weiteres Ansteigen mehr erfolgt. Bei den gewöhnlichen Fieberthermometern muß die Höhe der Temperatur abgelesen werden, während das Thermometer in der Achselhöhle des Kranken liegt, da die Quecksilbersäule beim Herausnehmen des Thermometers sofort wieder fällt. Diejenigen Thermometer, die als Maximalthermometer bezeichnet werden, können zum bequemeren Ablesen aus der Achselhöhle genommen werden, ohne daß das Quecksilber seinen Stand dabei verändert. In diesem Falle muß jedoch das Quecksilber nach dem Gebrauch jedesmal wieder durch mehrmaliges Abwärtsschwenken und Schütteln des Thermometers hinuntergeschüttelt werden, falls es über den in der Gradeinteilung angebrachten roten Strich oder über höchstens 37,5° gestiegen ist. Jedes Thermometer ist sofort nach dem Gebrauch durch gründliches Abwischen mit einem Lappen oder Wattebausch, der in Kresolwundwasser (§ 14) eingetaucht ist, zu reinigen, um eine Übertragung von Krankheiten zu vermeiden.

Da die Körperwärme des gesunden Menschen ungefähr 36,5 bis 37,5° der hundertteiligen Gradmessung nach Celsius beträgt, so ist jedes an der Gradeinteilung des Thermometers abzulesende Ansteigen der Quecksilbersäule über 37,5° als Fieber zu betrachten, auch wenn der Kranke sich dabei ganz wohl befindet. Die Körperwärme des gesunden Menschen ist abends höher als morgens; auch beim Kranken beobachtet man meistens das höchste Fieber gegen 6 Uhr abends. Deswegen mißt man ihn am besten morgens um 8 und abends nochmals, denn es kommt vor, daß das Fieber morgens verschwindet, um abends wiederzukehren.

§ 12.
Arzneimittel an Bord.

Jedes Kauffahrteischiff muß eine bestimmte Menge Arzneimittel und andere Hilfsmittel zur Krankenpflege an Bord haben. Für Reisen in Küsten- und kleiner Fahrt sind die im Verzeichnis Ia der Anlage zu der Bekanntmachung des Reichskanzlers, betr. Krankenfürsorge auf Kauffahrteischiffen, vom 3. Juli 1905 aufgeführten Mittel vorgeschrieben (siehe Anhang).

Für Reisen in mittlerer Fahrt haben Hochseefischereifahrzeuge die im Verzeichnisse I b der oben erwähnten Bekanntmachung aufgezählten Arzneimittel und sonstigen Hilfsmittel an Bord mitzuführen (siehe Anhang).

Die Ausrüstung des Schiffes mit den vorgeschriebenen Arznei- und sonstigen Hilfsmitteln zur Krankenpflege hat der Reeder (Eigentümer) und, wenn sie während der Reise zu vervollständigen ist, der Kapitän zu besorgen (vgl. § 6 der Bekanntmachung vom 3. Juli 1905).

Die Arzneimittel sind im Inland zu beziehen und müssen den Anforderungen des Arzneibuchs für das Deutsche Reich entsprechen. In Notfällen ist die Beschaffung von Arzneimitteln im Auslande zulässig (vgl. § 7).

Die Arznei- und andern Hilfsmittel zur Krankenpflege sind in einem besonders eingerichteten Arzneischranke oder wenigstens in einer Arzneikiste übersichtlich geordnet und gegen Beschmutzung, Feuchtigkeit und sonstige schädliche Einflüsse geschützt, aufzubewahren und unter Verschluß zu halten. Der Schlüssel ist jederzeit an Bord aufzubewahren (vgl. § 8).

In dem Arzneischrank (oder der Arzneikiste) muß sich ein gut leserlicher, übersichtlicher, auf einer Papptafel oder auf steifem Papier hergestellter Abdruck des für das Schiff gültigen Verzeichnisses von

Arznei- und sonstigen Hilfsmitteln zur Krankenpflege einschließlich der in dem entsprechenden Verzeichnis gegebenen Anweisungen zum Gebrauch der Mittel befinden (vgl. §§ 9 und 10).

Flaschen, Kruken und andere Behältnisse, in denen Arzneien an Kranke abgegeben werden, müssen mit deutlichen Aufschriften versehen sein. Bei der Abgabe eines äußerlich anzuwendenden Mittels ist ein roter Zettel mit der Aufschrift „Äußerlich" aufzukleben (§ 11). Mindestens einmal im Jahre hat der Reeder die Ausrüstung durch einen Arzt prüfen und dabei feststellen zu lassen, ob die Ausrüstung den bestehenden Vorschriften genügt. Über den Befund hat der Arzt eine Bescheinigung auszustellen, in welcher die etwa vorhandenen Mängel anzugeben sind und zu vermerken ist, welches Verzeichnis der Prüfung zugrunde gelegen hat. Für Schiffe von nicht mehr als 400 cbm Brutto-Raumgehalt, welche nach Verzeichnis I a ausgerüstet sind, genügt eine von dem approbierten Leiter einer deutschen Apotheke vor längstens einem Jahre ausgestellte Bescheinigung, daß die Arznei- und anderen Hilfsmittel zur Krankenpflege gut und brauchbar sind.

Die Bescheinigungen sind vom Kapitän aufzubewahren und auf Verlangen der Behörde vorzulegen (vgl. §§ 15 und 16).

§ 13.
Abgabe und Anwendung von Arzneimitteln usw.

Bei der Abgabe von Arzneimitteln überzeuge man sich an der Hand dieses Buches, ob das Mittel, das dem Kranken verabreicht werden soll, darin als die gegen die betreffende Krankheit anzuwendende Arznei angegeben ist, sodann lese man nochmals die Anweisung über den Gebrauch des Mittels und etwaige Vorsichtsmaßregeln dabei nach. Auf Flaschen oder Salbenkruken, in denen Arzneien oder Salben verabfolgt sind, muß stets ein Zettel mit Angabe des Mittels, des Tags der Abgabe und des Namens des Kranken angebracht sein; bei äußerlich anzuwendenden Mitteln ist außerdem ein roter Zettel mit der Aufschrift „Äußerlich" zu benutzen.

Wie die Arzneien, so sind auch die Verbandmittel, Instrumente usw. sorgfältig aufzubewahren und namentlich vor Nässe und

Beschmutzung zu schützen. Die Verbandstoffpäckchen dürfen nur mit sauber gereinigten Händen geöffnet werden. Es ist nicht mehr daraus zu entnehmen, als gerade gebraucht wird, der Rest ist möglichst unberührt zurückzulassen und wieder zu verschließen.

Im übrigen mag daran erinnert werden, daß, wie über Unfälle, so auch über Erkrankungen, wenn sie bei einer auf dem Schiffe beschäftigten Person eine Arbeitsunfähigkeit von mehr als 3 Tagen, oder wenn sie den Tod des Erkrankten oder dessen Ausschiffung zur Folge haben, eine Eintragung in das Schiffstagebuch mit einer kurzen Beschreibung der Krankheitserscheinungen vorgeschrieben ist.

§ 14.
Angaben über einzelne Mittel.

Die im nachstehenden, sowie sonst in der Anleitung festgesetzten Gaben innerlich zu verabreichender Arzneimittel gelten ausschließlich für erwachsene männliche Personen; die stark wirkenden und giftigen Mittel sind mit einem Kreuz (†) versehen.

1. Hoffmannstropfen (Ätherweingeist) dienen als anregendes Mittel bei Ohnmachten, Hitzschlag; 20—25 Tropfen auf Zucker oder Brot, sobald der Erkrankte wieder zu sich gekommen ist und schlucken kann.

2. † Bleiessig dient zur Herstellung von Bleiwasser (2 Teelöffel Bleiessig zu $1/2$ l Wasser); dieses wird zu kühlenden Umschlägen angewandt.

3. Borsalbe ist, auf reine Mulläppchen aufgestrichen, bei Geschwüren und Verbrennungen aufzulegen.

4. Brustelixier*) erleichtert das Herausbringen des Auswurfs bei Husten, zweistündlich $1/2$ Teelöffel voll in etwas Wasser.

5. Chinin*) (Chininhydrochlorid) wird hauptsächlich bei Wechselfieber (§ 22) gebraucht und ist dann genau nach der dort angegebenen Vorschrift zu verabreichen.

6. Kamillen*) dienen zur Herstellung eines Teeaufgusses (1 Eßlöffel voll auf $1/2$ l Wasser), der tassenweise mit etwas Zucker bei Erkältungen, Unwohlsein und dergleichen innerlich genommen,

---

*) Nur in der Ausrüstung nach Verzeichnis I b enthalten.

sowie an Stelle von einfachem Wasser zu feuchtwarmen Umschlägen benutzt wird.

7. † Kreosotlösung*) findet bei Zahnschmerz infolge hohlen Zahnes Verwendung; 1 Tropfen, auf ein Stückchen Watte geträufelt, ist in den hohlen Zahn einzuführen. Nicht verschlucken!

8. † Kresolseifenlösung ist nur in gehöriger Verdünnung und nur äußerlich zu gebrauchen; durch Auflösung von 15 g (1 Eßlöffel voll) Kresolseifenlösung in 1 l Wasser stellt man die bei der Wundbehandlung gebräuchliche Verdünnung her, welche in diesem Buche als „Kresolwundwasser" bezeichnet ist und die u. a. auch zur Säuberung und zum Abwaschen der Instrumente bei der Wundbehandlung dient.

9. Bittersalz*) (Magnesiumsulfat) findet als Abführmittel (1 Eßlöffel voll in einem Becher mit warmem Wasser gelöst) Verwendung. Morgens nüchtern zu nehmen.

10. Rheumatismuspulver*) (Natriumsalicylat) findet namentlich bei fieberhaftem Gelenkrheumatismus Verwendung (4—6mal täglich je 1 Pulver in Oblaten); wenn Ohrensausen oder Schwindel auftritt, ist das Mittel so lange auszusetzen, bis diese Erscheinungen wieder verschwunden sind. Bei einfachem Muskelrheumatismus (Gliederreißen) ist dies Pulver nicht anzuwenden.

11. † Opiumtropfen (einfache Opiumtinktur) sind mit großer Vorsicht (bei Kindern überhaupt nicht!) zu benutzen. Man gebe sie nur, wenn sie in dieser Anleitung ausdrücklich vorgeschrieben sind, in der Regel zweimal täglich 10—15 Tropfen, höchstens 60 Tropfen in 24 Stunden.

12. Rizinusöl ist ein besonders bewährtes Abführmittel bei Verdauungsstörungen; man gibt 1—2 Eßlöffel voll, erforderlichenfalls (des schlechten Geschmacks wegen) in heißem schwarzen Kaffee oder in dem Schaum eines Glases Bier.

13. Senfspiritus dient als anregendes äußerliches Mittel bei Ohnmacht, Hitzschlag und ähnlichen Zuständen und wird in der Weise

---

*) Nur in der Ausrüstung nach Verzeichnis I b enthalten.

angewandt, daß man ein handgroßes Stück Leinen oder Löschpapier damit anfeuchtet und dies auf die Haut legt.

14. **Gelbes Wundpulver***) (Wismutgallat) dient zur Wundbehandlung.

15. **Einspritzungspulver***) (Zinksulfat) wird in Lösung (1 Pulver in 200 g Wasser gelöst) bei Tripper (§ 20) verwendet.

§ 15.
Warme und kalte Umschläge.

1. Feuchtwarme Wasserumschläge wendet man in der Weise an, daß man ein in reines Wasser getauchtes und wieder ausgepreßtes, mehrfach zusammengelegtes reines Leinentuch (Handtuch, Taschentuch, auch Verbandmull) auf die betreffende Stelle, z. B. um den Hals oder die Brust legt und es mit einem Stück wasserdichten Stoff oder Olleinen, das das feuchte Tuch überall um 2 Finger breit überragen muß, gegen die Luft abschließt. Darüber kommt zur Befestigung eine Binde oder ein trockenes Tuch. Der Umschlag kann mehrere Stunden liegen bleiben; er ist nur so lange wirksam, als er noch feucht ist.

2. Kalte Umschläge stellt man her, indem man ein mehrfach zusammengelegtes reines Handtuch oder Taschentuch in möglichst kaltes Wasser oder Eiswasser legt, darnach ausdrückt und die zu kühlende Körperstelle damit bedeckt. Da ein solcher Umschlag sich auf der Haut rasch erwärmt, muß er oft gewechselt werden.

B. Einige wichtige Allgemeinkrankheiten und Erkrankungen einzelner Körperteile.

§ 16.
Ansteckende Krankheiten.

Unter ansteckenden Krankheiten (Infektionskrankheiten) versteht man solche Krankheiten, bei denen die Übertragung des Ansteckungs-

---

*) Nur in der Ausrüstung nach Verzeichnis I b enthalten.

stoffes auf den Menschen entweder unmittelbar durch erkrankte Personen oder ihre Ausscheidungen (Auswurf, Harn, Kot) stattfindet oder durch Vermittelung von gesunden Menschen oder Tieren, die den Ansteckungsstoff nur verschleppen, ferner durch Vermittelung von Tieren (z. B. Ratten bei der Pest, Stechmücken bei dem Wechselfieber), in deren Körper der Ansteckungsstoff sich vermehrt, endlich durch Vermittelung von leblosen Gegenständen, an denen der Ansteckungsstoff haftet (Trinkwasser, Nahrungsmittel, Kleider, Wäsche, andere Gebrauchsgegenstände). Um die Verbreitung dieser ansteckenden Krankheiten zu verhüten, ist es vor allem nötig, die Ansteckung gesunder Menschen durch die Absonderungen des Kranken und seine Wäsche, Kleider, Geräte usw. zu verhindern. Dies geschieht durch Absonderung des Kranken und seiner Sachen sowie durch Unschädlichmachung des Ansteckungsstoffes (Desinfektion § 17).

Zu den ansteckenden Krankheiten gehört z. B. die Pest, die auch die Ratten befällt und durch diese auf die Menschen übertragen werden kann; es gehören ferner dazu die Cholera, die Pocken, der Unterleibstyphus, die Ruhr, die Tuberkulose, die Geschlechtskrankheiten (Tripper, Schanker, Syphilis). Pest, Cholera und Pocken treten in Deutschland nur auf, wenn sie vom Auslande eingeschleppt sind.

§ 17.
Vorbeugende Maßregeln gegen ansteckende Krankheiten. Desinfektion.

Der beste Schutz gegen ansteckende Krankheiten ist die größte Sauberkeit im Verkehr mit den Kranken und die möglichst vollständige Vernichtung aller die Ansteckungsstoffe enthaltenden Ausscheidungen des Kranken. Niemals dürfen Eß- oder Trinkgeschirre eines Kranken von Gesunden benutzt oder gar Speisen und Getränke, von denen der Kranke genossen hat, nachher von Gesunden verzehrt werden.

Um die Ausscheidungen des Kranken unschädlich zu machen, bedient man sich bestimmter Mittel, die man zur Vernichtung der Ansteckungsstoffe in den Ausscheidungen anwendet. Derartige Mittel nennt man Desinfektionsmittel. An Bord bereitet man sich ein solches aus der Kresolseifenlösung (§ 14) in der Arzneikiste, indem man sich eine Auflösung von 50 ccm (gut 3 Eßlöffel voll) Kresolseifenlösung in 1 l Wasser herstellt (verdünntes Kresolwasser). Von dieser Lösung wird ein Teil in alle Gefäße eingegossen, die zur Aufnahme von Ausscheidungen des Kranken bestimmt sind, z. B. in Spucknäpfe, Aborteimer, Nachtgeschirre, damit die Ausscheidungen und die darin enthaltenen Ansteckungsstoffe sich sofort mit dem Desinfektionsmittel vermischen und dadurch unschädlich gemacht werden, bevor sie beseitigt werden. Ebenso sollen die schmutzige Wäsche des Kranken, beschmutzte Bettücher usw. erst zwei Stunden lang in einem mit solcher Lösung gefüllten Wascheimer von der Flüssigkeit vollkommen bedeckt liegen, bevor sie gewaschen werden. Alle mit Ausscheidungen des Kranken verunreinigten Gegenstände müssen gleichfalls mit der Lösung abgewaschen werden. Personen, die den Kranken angefaßt haben oder mit der Beseitigung seiner Ausscheidungen zu tun haben, sollen sich zuerst mit derselben Lösung, alsdann mit Wasser und Seife die Hände waschen. Auch der Fußboden des Krankenraums ist täglich mit einem in die Lösung getauchten Tuch naß aufzuwischen. Um den von der Kresolseifenlösung ausgehenden starken Geruch etwas zu mildern, können die mit der Lösung behandelten Gegenstände mit reinem Wasser nachgespült werden. Eßgeschirr und dgl. kann auch durch 5—10 Minuten langes Auskochen in siedendem Wasser desinfiziert werden. Das einfachste und sicherste Mittel, Ansteckungsstoffe zu vernichten, ist bei allen Sachen, die keinen Wert mehr besitzen, das Verbrennen. Auf offener See ist auch das Überbordwerfen derartiger Gegenstände, ebenso wie auch der Ausscheidungen des Kranken, zu gestatten, nicht aber in Häfen oder Flüssen, da in diesen die Ansteckungsstoffe durch das Wasser weiter verbreitet und, wie z. B. bei der Cholera, auf andere Menschen übertragen werden können.

Für eine Desinfektion ansteckender Ausscheidungen kann man sich auch der Kalkmilch bedienen, indem man sich von Land frisch gebrannten Kalk verschafft, ihn unzerkleinert in ein geräumiges Gefäß legt und mit Wasser (etwa der halben Menge des Kalks) gleichmäßig besprengt, darauf, wenn der Kalk unter starker Erwärmung und unter Aufblähen zu Kalkpulver zerfallen ist, zu je 1 l Kalkpulver unter Umrühren 3 l Wasser zusetzt. Man erhält dadurch die sogenannte Kalkmilch, die in frischem Zustande ein gutes Mittel zur Vernichtung von Ansteckungsstoffen namentlich im Kot, Harn usw. eines Kranken ist, indem man beide zu gleichen Teilen miteinander durch Umrühren vermengt und etwa 2 Stunden stehen läßt, bevor man das Gemisch beseitigt.

§ 18.
Tuberkulose.

Die verbreitetste aller ansteckenden Krankheiten ist die Tuberkulose. Sie befällt hauptsächlich die Lungen (Lungenschwindsucht), kann aber auch alle übrigen Körperteile ergreifen. Sie verrät sich vor allem durch starke Abmagerung des Kranken, gelegentliches Fieber, Appetitlosigkeit, nächtliche Schweißausbrüche und bei Lungenschwindsucht durch gleichzeitig auftretenden Husten mit mehr oder weniger starkem Auswurf, der bisweilen blutige Färbung zeigt (Blutspeien). Die Krankheit wird dadurch übertragen, daß die in dem Auswurf der Kranken enthaltenen Ansteckungsstoffe (Bazillen) beim Husten oder Ausspeien in die Luft der bewohnten Räume gelangen und von den Gesunden eingeatmet werden. Niemals darf daher ein Kranker mit starkem Husten und Auswurf auf den Boden bewohnter Räume ausspeien. Stets sollte der Auswurf in Spucknäpfe oder Gefäße, die zur Hälfte mit verdünntem Kresolwasser (§ 17) gefüllt sind, entleert werden. Der Inhalt dieser Gefäße ist täglich zu beseitigen. Am besten ist es natürlich, wenn derartige Kranke überhaupt nicht mit Gesunden in einem Raum zusammenwohnen. Schwindsüchtige sollten deshalb überhaupt vom Schiffsdienst ferngehalten werden.

§ 19.
Unterleibstyphus, Ruhr, Cholera.

Unter den ansteckenden Krankheiten, die gelegentlich an Bord vorkommen können, sind der Unterleibstyphus, die Ruhr und die

Cholera hervorzuheben. Der Typhus beginnt unter ansteigendem Fieber meist ganz allmählich. Dagegen entwickeln sich die Erkrankungen an Ruhr und Cholera viel rascher und führen bei der Cholera oft schon in kurzer Zeit zum Tode. Bei allen drei Erkrankungen treten gewöhnlich starke Durchfälle auf, die beim Typhus einer durchgerührten dünnen Erbsensuppe ähneln, aber auch Blut enthalten können. Blutig-schleimige Durchfälle kommen vor allem bei der Ruhr vor (§ 9). Unaufhörliche Durchfälle mit Erbrechen kennzeichnen besonders die Cholera; dabei sehen die Durchfälle schließlich ganz farblos, wie Reissuppe, aus. Die Ausscheidungen (bei Typhus auch der Harn des Kranken) sind, da sie den Ansteckungsstoff enthalten, bei diesen Krankheiten besonders gefährlich für die gesunde Umgebung und müssen daher sorgfältig desinfiziert und unschädlich gemacht werden. Auch die vom Kranken benutzten Gegenstände, wie Wäsche, Eßgeschirr usw. sind geeignet, die Ansteckung zu übertragen und müssen daher, sobald sie von einem Gesunden benutzt werden sollen, in verdünntem Kresolwasser (§ 17) abgewaschen oder in siedendem Wasser ausgekocht werden. Ebenso muß derjenige, welcher den Kranken bei der Pflege angefaßt oder seine Sachen berührt hat, stets seine Hände nachher in verdünntem Kresolwasser waschen.

Da der Ansteckungsstoff bei den genannten Krankheiten durch den Mund in den Körper gelangt und besonders mit Speisen und Getränken übertragen wird, ist für die Umgebung der Kranken peinlichste Sauberkeit bei der Zubereitung und beim Genuß von Nahrungsmitteln und Getränken geboten. Oft ist der Ansteckungsstoff im Fluß- oder Hafenwasser zu finden; deshalb ist es stets gefährlich, ungereinigtes Wasser dieser Art zum Trinken oder zum Spülen von Nahrungsmitteln, Eßgeräten usw. zu benutzen. Wenn der Gebrauch derartigen Wassers nicht zu vermeiden ist, muß es stets vorher abgekocht werden, falls es zum Trinken, Waschen der Hände oder des Gesichts, Abspülen von Geschirr usw. benutzt werden soll. Auch Nahrungsmittel, vor allem Milch, Obst, Gemüse, sind beim Ausbruch einer der genannten Krankheiten möglichst nicht in rohem Zustande zu genießen.

§ 20.
Geschlechtskrankheiten.

Die Geschlechtskrankheiten erfordern besondere Beachtung und möglichst baldige ärztliche Behandlung. Sie sind sehr ernsthafte Leiden, die den Kranken bei nachlässiger Behandlung oft für das ganze Leben unglücklich machen und außerdem durch ihn auf seine gesunden Kameraden und seine Familienangehörigen übertragen werden können, z. B. bei gemeinsamer Benutzung von Rasiermessern, Handtüchern, Waschbecken, Eßgeräten. Der Kapitän eines Schiffes hat deshalb die Pflicht, seine Mannschaft nach Möglichkeit vor solcher Ansteckung durch kranke Bordgenossen zu schützen und den Kranken selbst zu größter Reinlichkeit anzuhalten.

Nach der Seemannsordnung vom 2. Juni 1902 (§ 70, Nr. 5) kann der Schiffsmann vor Ablauf der Dienstzeit entlassen werden, wenn er mit einer geschlechtlichen Krankheit behaftet ist, die den übrigen an Bord befindlichen Personen Gefahr bringen kann. Ob dies der Fall ist, bestimmt sich, sofern ein Arzt zu erlangen ist, nach dessen Gutachten. Jedoch erstreckt sich jetzt (§ 59) auch auf diese Krankheiten die Vorschrift, daß der Reeder die Kosten der Verpflegung und Heilbehandlung trägt, wenn der Schiffsmann nach Antritt des Dienstes oder nach der Anmusterung erkrankt. Ausgenommen sind (§ 62) nur solche Erkrankungen, die der Schiffsmann sich durch eine strafbare Handlung zugezogen hat; ob dies der Fall ist, entscheidet zunächst das Seemannsamt.

Was die einzelnen Arten der Geschlechtskrankheiten anbetrifft, so ist am häufigsten

a) der Tripper.

Unter Tripper versteht man eine Entzündung der Harnröhre mit einem sehr ansteckenden, grünlichen, eitrigen Ausfluß, der etwa 2—3 Tage nach geschlechtlichem Verkehr mit einer an dieser Krankheit leidenden Person beginnt. Auch ohne einen vorhergegangenen Geschlechtsverkehr kann bisweilen bei Personen mit zu enger Vorhaut ein sogenannter Eicheltripper entstehen, wobei infolge mangelhafter Reinlichkeit sich zwischen Eichel und Vorhaut eine übelriechende weißliche Absonderung ansammelt. Der Eicheltripper ist nicht ansteckend und kann durch Reinigung der Vorhaut, Aufstreuen von gelbem Wundpulver (Wismutgallat) oder, falls solches nicht vorhanden ist, durch Einbringen von Borsalbe zwischen Eichel und Vorhaut meist in wenigen Tagen beseitigt werden. Durch Reinlichkeit und regelmäßige Waschungen der Eichel und Vorhaut werden derartige Entzündungen überhaupt vermieden; eine zu enge Vorhaut ist nötigenfalls vom Arzt an Land zu erweitern. Vernachlässigung des ansteckenden Trippers kann zu schweren Folgeerscheinungen führen, vor allem zu einer allmählichen Verengerung der Harnröhre bis zu völligem Verschluß und der Unmöglichkeit, Wasser zu lassen, ferner zu einem oft schon in der ersten Zeit der Krankheit zu beobachtenden Übergreifen der Entzündung auf die Harnblase (Blasenkatarrh) oder auf die Hoden mit sehr schmerzhafter Entzündung und Anschwellung. Bei besonders heftigen anfänglichen Entzündungserscheinungen kann die Vorhaut stark anschwellen und wenn sie hinter der Eichel liegt, einen dicken, einschnürenden Wulst bilden (spanischer Kragen), der brandiges Absterben der Eichel zur Folge haben kann. Derartige Schwellungen der Vorhaut, die bisweilen schon beim einfachen Eicheltripper vorkommen können, müssen durch kühle Umschläge mit Bleiwasser (§ 14) möglichst bald zurückgebracht werden. Gelingt dies nicht, so suche man schleunigst ärztliche Hilfe an Land zu erreichen.

Auch rheumatische Beschwerden und Anschwellungen der Gelenke (besonders des Kniegelenks) können bei vernachlässigtem Tripper auftreten. Besonders gefährlich ist die oft zur Erblindung führende Augenentzündung nach Übertragung des Ansteckungsstoffes in die Augen meist infolge Unsauberkeit der Hände oder bei gemeinschaftlichem Gebrauch von Handtüchern oder Waschbecken. Deshalb muß jeder Tripperkranke sich nach Berührung des Gliedes sorgfältig die Hände waschen, außerdem muß er für seinen Gebrauch ein eigenes Handtuch und Waschbecken besitzen, damit er nicht die Augen seiner gesunden Umgebung in Gefahr bringt. Augenentzündungen infolge von Tripper erfordern schleunige ärztliche Behandlung.

Erste Behandlung des Trippers an Bord. Sobald das Leiden erkannt ist, gebe man dem Mann einen Tragbeutel (Suspensorium)*) aus der Arzneikiste, durch den der Entstehung einer Hodenentzündung (dicker Sack, Sandklot) vorgebeugt werden soll. In den ersten Tagen der Krankheit ist möglichste Ruhe zu beobachten, weil durch starke Bewegung, Laufen, Heben die Entzündung oft befördert und ein Übergreifen auf Blase und Hoden bewirkt wird. Geistige Getränke (Bier, Schnaps) sind ganz zu verbieten. Die Nahrung soll einfach und ohne starke Gewürze zubereitet sein und besonders in Suppen bestehen. Zur örtlichen Behandlung dienen Einspritzungen mit Zinksulfatlösung. Um diese zu bereiten, löst man 1 Einspritzungspulver*) in einer Medizinflasche mit 200 g reinem, am besten vorher abgekochtem und abgekühltem Süßwasser auf (§ 14). Man nimmt sodann eine der aus Glas gefertigten Tripperspritzen*) aus der Arzneikiste und zieht die Lösung in die Spritze ein, nachdem man sich von der Lösung etwa 3 Teelöffel voll in eine nur für diesen Zweck zu gebrauchende reine Salbenkruke gegossen hat. Man hat darauf zu achten, daß keine Luft in die Spritze eindringt, während man die Lösung aufsaugt. Der Kranke, der unmittelbar vorher Harn gelassen haben muß, steckt darauf die Spitze der Spritze in die Mündung der Harnröhre und drückt die Harnröhre mit den Fingern der linken Hand so an die Spitze der Spritze, daß nichts von der Flüssigkeit vorbeiläuft, wenn diese mit der rechten Hand langsam durch allmähliches Vorschieben des Spritzenkolbens in die Harnröhre eingespritzt wird. Darauf hält der Kranke nach dem Herausziehen der Spritze die Harnröhrenmündung noch 3–5 Minuten lang zugedrückt, so daß von der eingespritzten Flüssigkeit nichts herauslaufen kann. Nochmals sei darauf hingewiesen, daß der Kranke sich hinterher sorgfältig die Hände zu waschen hat und nur sein eigenes Handtuch zum Abtrocknen benutzen darf. Der Kranke ist daher auf die Gefahren der Ansteckung aufmerksam zu machen. Die Einspritzungen sind in den ersten vier Tagen dreimal täglich, später viermal zu wiederholen. Wenn sich Schmerzen in der Blase und schmerzhafter häufiger Drang zum Wasserlassen oder Hodenanschwellung einstellen, müssen die Einspritzungen ausgesetzt werden

---

*) Nur an Bord der nach Verzeichnis I b der Bekanntmachung des Reichskanzlers vom 3. Juli 1905 ausgerüsteten Fahrzeuge.

und der Kranke Bettruhe beobachten, bis die Erscheinungen verschwunden sind. Bei Schmerzen in der Blase und häufigem Harndrang, den Zeichen beginnender Entzündung der Blasenschleimhaut (Blasenkatarrh) gibt man zugleich aus der Arzneikiste von der als Kopaivabalsam*) bezeichneten Arznei dreimal täglich 10—20 Tropfen in schwarzem Kaffee. Sollten jedoch die Schmerzen darnach noch größer werden und Leibschmerzen, Aufstoßen, Appetitlosigkeit hinzutreten, so darf man diese Arznei nicht weiter verabreichen, sondern läßt den Kranken andauernd im Bett und gibt ihm nur flüssige Nahrung (Suppen, Milch, reizlose Getränke). Den aus der Harnröhre abfließenden Eiter fängt man in einem vor die Harnröhrenmündung gelegten Stückchen Watte auf, um Beschmutzung der Wäsche zu vermeiden. Die gebrauchte Watte ist zu verbrennen oder über Bord zu werfen.

b) Schanker (harter und weicher).

Der harte Schanker ist bei weitem gefährlicher als der weiche, da er stets zu einer allgemeinen Erkrankung (Syphilis) des ganzen Körpers führt. Die Krankheit beginnt einige Tage bis vier Wochen nach der Ansteckung mit einem kleinen Geschwür oder Knötchen am Gliede, besonders an der Vorhaut oder Eichel. Allmählich vergrößert es sich und fühlt sich dabei knorpelhart an, weshalb es harter Schanker genannt wird. Der Erkrankte hat häufig keine Schmerzen und so wenig Beschwerden, daß er nicht weiter auf die kleine Entzündung achtet, bis sich nach Verlauf von sechs bis sieben Wochen mit einer ebenfalls schmerzlosen Drüsenanschwellung in der Leistenbeuge ein allgemeiner Hautausschlag mit kleinen rötlichen Flecken oder Knötchen einstellt, die besonders am Rumpf hervortreten. Ferner entwickeln sich schwer heilende, nässende Geschwüre am Hodensack, After, Kopf, im Munde und Rachen, später auch oft unerträgliche, besonders nächtliche Kopf- und Gliederschmerzen. Nach scheinbarer zeitweiliger Besserung können neue Krankheitserscheinungen an anderen Stellen ausbrechen und unter schweren

---

*) Nur an Bord der nach Verzeichnis Ib der Bekanntmachung des Reichskanzlers vom 3. Juli 1905 ausgerüsteten Fahrzeuge.

Veränderungen der inneren Organe, oft erst nach Jahren, den Tod herbeiführen. Die Syphilis ist überaus ansteckend, besonders durch die Absonderungen der nässenden Geschwüre. Deshalb müssen Syphiliskranke mit Geschwüren immer ihr eigenes Geschirr und eigene Wäsche haben, dürfen auch nicht gemeinsam mit anderen Tabakpfeifen benutzen, damit bei Geschwüren im Munde die Krankheit nicht auf eine gesunde Person übertragen wird, die alsdann einen Schanker an der Lippe bekommt. Auch durch Küssen einer syphilitischen Person kann ein Schanker an der Lippe entstehen. Für Schiffsleute, die während des Aufenthalts in Hafenstädten häufig zu Ausschweifungen neigen, ist die Gefahr der Ansteckung besonders groß, zumal wenn es, wie gewöhnlich, von ihnen versäumt wird, sich nach einem geschlechtlichen Verkehr sorgfältig zu waschen, obwohl eine Reinigung des Gliedes in einem solchen Falle schon an sich ein Gebot der Reinlichkeit ist und zugleich einen gewissen Schutz auch gegen Ansteckung gewähren kann. **Bei jedem Verdacht auf Syphilis ist sobald wie möglich ärztlicher Rat einzuholen.** Inzwischen streue man auf das Geschwür täglich etwas gelbes Wundpulver (Wismutgallat)*) aus der Arzneikiste, bei sorgfältiger Reinhaltung des Gliedes und der Hände.

Der weiche Schanker unterscheidet sich von dem harten dadurch, daß er keine allgemeine Erkrankung des Körpers herbeiführt, sondern auf den Ort seiner Entstehung beschränkt bleibt. Er tritt meist schon wenige Tage nach der Ansteckung als weiches Geschwür, das reichlich eitert, auf. Es können mehrere Geschwüre zugleich erscheinen, die sich vergrößern und zusammenfließen. Bisweilen, besonders bei körperlicher Bewegung, schwerem Arbeiten usw. schwillt die Leistengegend an, rötet sich, wird schmerzhaft und bricht schließlich auf unter Entleerung von reichlichem Eiter. Bei der Behandlung des weichen Schankers ist die Sauberhaltung des Geschwürs durch täglich vorzunehmende Waschungen mit einer Lösung von zwei der auch bei Tripper gebrauchten Einspritzungspulver*) auf 200 g Süßwasser sehr wichtig; darauf sind die Geschwüre mit gelbem

---

*) Nur an Bord der nach Verzeichnis I b der Bekanntmachung des Reichskanzlers vom 3. Juli 1905 ausgerüsteten Fahrzeuge.

Wundpulver (Wismutgallat)*) zu bestreuen. Um das Pulver möglichst dünn aufzustreuen, nimmt man einen kleinen Wattebausch, den man in das Pulver drückt, und stäubt dann das anhaftende Pulver über dem Geschwür oder der Wunde ab.

§ 21.
Verhütung der Geschlechtskrankheiten.

Die Hauptquelle der Geschlechtskrankheiten bildet der Verkehr mit Frauenzimmern, die sich für Geld jedem Manne hingeben und daher oft mit einer Geschlechtskrankheit oder mit mehreren zugleich behaftet zu sein pflegen. Dem Nichtarzt ist es meist unmöglich, zu erkennen, ob eine derartige Person krank ist; auch gesundes Aussehen, Jugend, Schönheit sprechen nicht gegen das Bestehen der Erkrankung. Durch Reinlichkeit, desinfizierende Waschungen und die Anwendung besonderer Schutzmittel kann die Gefahr der Ansteckung wohl vermindert, aber nicht beseitigt werden. Den einzig sicheren Schutz bietet nur die Vermeidung jeden Verkehrs mit öffentlichen Frauenzimmern oder solchen, die sich heimlich für Geld oder Geschenke preisgeben. Da häufig auch derjenige, der in nüchternem Zustand der Verführung nicht unterliegen würde, nach dem Genuß geistiger Getränke seine Selbstbeherrschung verliert und sich durch Zureden und schlechtes Beispiel anderer verleiten läßt, seine Gesundheit aufs Spiel zu setzen, so ist besonders vor dem Besuch von Gastwirtschaften zu warnen, in denen mittelbar oder unmittelbar eine Anreizung zum Verkehr mit lockeren Frauenspersonen gegeben wird. Der Schiffsführer sollte Gelegenheit nehmen, besonders die unverheirateten und jugendlichen Mitglieder der Besatzung auf die Gefahren aufmerksam zu machen, denen sie sich in der angedeuteten Richtung an Land aussetzen können.

Zum Schluß sei darauf hingewiesen, daß ein jeder, der geschlechtlich erkrankt ist und einen anderen Menschen ansteckt, bevor er selbst vom Arzte als nicht mehr ansteckend erklärt ist, sich eines schweren Vergehens schuldig macht, das nach deutschem Recht unter Umständen mit Gefängnis und Geldstrafe geahndet wird.

---
*) Nur an Bord der nach Verzeichnis I b der Bekanntmachung des Reichskanzlers vom 3. Juli 1905 ausgerüsteten Fahrzeuge.

(§ 230 des Strafgesetzbuches für das Deutsche Reich. Wer durch Fahrlässigkeit die Körperverletzung eines anderen verursacht, wird mit Geldstrafe bis zu neunhundert Mark oder mit Gefängnis bis zu zwei Jahren bestraft...

§ 231. In allen Fällen der Körperverletzung kann auf Verlangen des Verletzten neben der Strafe auf eine von demselben zu erlegende Buße bis zum Betrage von 6000 Mark erkannt werden...)

§ 22.

Wechselfieber (Sumpffieber, Küstenfieber, kaltes Fieber, Malaria).

Das Wechselfieber ist zwar hauptsächlich eine Krankheit der warmen Länder, kommt jedoch auch in Deutschland und zwar besonders in den sumpfigen Niederungen und Küstenlandstrichen Norddeutschlands vor. Es wird durch den Stich von Mücken übertragen, die vorher Blut eines Wechselfieberkranken in sich aufgenommen haben und den Ansteckungsstoff, der im Blute sich vorfindet, dadurch in ihrem Innern beherbergen. Das Wechselfieber der gemäßigten Zonen beginnt in der Regel mit einem 1—2 Stunden dauernden Schüttelfrost, ihm folgt ein drei- bis fünfstündiges Hitzestadium, worauf Schweiß eintritt. Solche Anfälle wiederholen sich meist um dieselbe Zeit und zwar einen um den andern Tag oder täglich, seltener jeden 4. Tag. Solange der Frost anhält, sorge man dafür, daß der Kranke gut zugedeckt ist, und lasse ihn reichlich heiße Getränke zu sich nehmen. Im Hitzeanfall sind kühle Getränke, z. B. Zitronenwasser, am Platze. Gegen Ende des Fieberanfalls erhält der Kranke aus der Arzneikiste ein Chininpulver*), nach Verlauf von 12 Stunden ein zweites. Diese Zeiten sind genau einzuhalten, da die Pulver sonst nicht wirken. Bei jedem neuen Anfall geht man in derselben Weise vor. Wenn kein weiterer Anfall mehr erfolgt, soll man noch während der 6 Tage nach dem letzten Anfall jeden Tag ein Chininpulver nehmen lassen, ebenso am 10., 11. und 12., sowie am 19., 20. und 21. Tage nach dem letzten Anfall. Wird das ganze Pulver auf einmal genommen, schlecht vertragen, so kann man es in mehreren Portionen während des Tages geben.

---

*) Nur an Bord der nach Verzeichnis Ib der Bekanntmachung des Reichskanzlers vom 3. Juli 1905 ausgerüsteten Fahrzeuge.

Da der bittere Geschmack der Pulver oft unüberwindlichen Widerwillen erzeugt, gibt man sie am besten mittels der in der Arzneikiste vorhandenen Oblaten*) ein. Man feuchtet die Oblate mit Wasser so weit an, daß man sie über dem auf ihre Mitte geschütteten Pulver zu einer Art Kugel zusammenfalten kann. Diese wird dann vom Kranken ungekaut mit etwas Wasser hinuntergeschluckt. Die Pulver verursachen beim längeren Gebrauch leicht Magenbeschwerden und Ohrensausen, auch Schwerhörigkeit, und müssen dann ausgesetzt werden, bis diese Erscheinungen wieder verschwunden sind.

§ 23.
Gelenkrheumatismus.

Der Gelenkrheumatismus beginnt meist mit Frost, Fieber und heftigen Gelenkschmerzen. Meist werden mehrere Gelenke nacheinander ergriffen. Das befallene Gelenk ist heiß, gerötet und sehr schmerzhaft. Die Kranken schwitzen viel. Die Krankheit ist sehr langwierig und hinterläßt oft Herzkrankheiten. Die schmerzenden Gelenke wickle man in Watte. Dem Kranken, der andauernd im Bette liegen soll, gebe man aus der Arzneikiste alle 2 Stunden ein Rheumatismuspulver*) (Natriumsalicylat § 14) in einer Oblate (§ 22), in Wasser oder Wein, bis zu 6 Pulvern täglich. Wenn die Schmerzen und das Fieber nachlassen, genügt es, bis zu 4 Pulvern täglich zu geben. Wenn das bei dem Gebrauch der Pulver sich meist einstellende Ohrensausen zu stark wird, muß man die Pulver aussetzen.

§ 24.
Muskelrheumatismus.

Häufiger als der Gelenkrheumatismus ist der Muskelrheumatismus, das gewöhnliche „Gliederreißen". Die Schmerzen sitzen dabei nicht in den Gelenken, sondern im dicken Fleisch. Fieber tritt dabei nicht auf. Die Schmerzen werden meist durch Warmhalten der befallenen Stellen und Durchkneten der schmerzenden Muskeln (Massieren) bald beseitigt.

---

*) Nur an Bord der nach Verzeichnis I b der Bekanntmachung des Reichskanzlers vom 3. Juli 1905 ausgerüsteten Fahrzeuge.

§ 25.
Hals- und Mandelentzündung.

Zu den häufigsten Erkältungskrankheiten an Bord gehört außer dem Rheumatismus die Hals- und Mandelentzündung. Sie verrät sich durch Schmerzen im Halse und beim Schlucken, verbunden mit Fieber, Kopfschmerz und Unwohlsein. Beim Hineinblicken in den weit geöffneten und möglichst hell beleuchteten Mund des Kranken sieht man hinten im Rachen starke Rötung und Anschwellung des Zäpfchens und der Mandeln. Auf den Mandeln bemerkt man öfter einzelne gelbweiße Punkte. Ist zugleich ein grauweißer Belag da, so muß die Erkrankung als die ansteckende Rachenbräune (Diphtherie) angesehen werden. Bei der Mandelentzündung erhält der Kranke einen feuchtwarmen Umschlag um den Hals (§ 15), außerdem nur flüssige Nahrung. Zugleich kann er versuchen, durch Bettruhe und Trinken von heißem Kamillentee (§ 14) in Schweiß zu geraten. Auch bei der Mandelentzündung und der Rachenbräune muß der Kranke eigenes Eß- und Trinkgeschirr erhalten. Die Rachenbräune erfordert schleunige ärztliche Behandlung.

§ 26.
Kehlkopfkatarrh, Luftröhrenkatarrh.

Der Kehlkopfkatarrh macht sich vor allem durch Heiserkeit bemerkbar, der Luftröhrenkatarrh ist meist begleitet von dem Gefühl des Kratzens oder Wundseins hinter dem Brustbein und ziemlich reichlichem, gelblichem Auswurf. Ein nicht vernachlässigter und richtig behandelter Husten oder Heiserkeit, von einer Erkältung herrührend, soll bei jungen Leuten in ungefähr 8—14 Tagen verschwinden. Ist dies nicht der Fall, so ist daran zu denken, daß der Erkrankung ein anderes Leiden, insbesondere beginnende Schwindsucht, zugrunde liegt; alsdann muß sich der Kranke bei der Rückkehr von See sofort ärztlich untersuchen lassen.

Bei einem auf Erkältung beruhenden Luftröhrenkatarrh macht man am besten einen feuchtwarmen Umschlag (§ 15) um die Brust, läßt reichlich heißen Tee oder Kamillentee trinken und versucht dann durch Einwickeln in wollene Decken den Kranken in Schweiß zu bringen. Bei gleichzeitiger Heiserkeit ist auch ein feuchtwarmer Umschlag um den Hals zu machen; der Kranke darf nicht sprechen, und die Luft des Raumes, in dem er liegt, darf nicht mit Rauch irgendwelcher Art vermengt sein. Zur Erleichterung des Hustens und zur besseren Lösung des oft sehr zähen Auswurfes gebe man von dem in der Arzneikiste befindlichen Brustelixier*) (§ 14) zweistündlich ½ Teelöffel in Wasser.

§ 27.
Lungenentzündung.

Die Lungenentzündung schließt sich manchmal an einen Luftröhrenkatarrh an; meist beginnt sie jedoch plötzlich mit einem Schüttelfrost, starkem Fieber, heftigen Stichen in der Brust und Kurzatmigkeit. Der Husten ist sehr quälend; es wird zäher, mit Blut vermischter Schleim ausgeworfen. Oft ist der Kranke bei hohem Fieber benommen im Kopfe. Spricht er irre, so mache man ihm kalte Umschläge auf die Stirn. Man gebe ihm außerdem säuerliche kühle Getränke (Zitronenwasser) und leichte Kost. Seinen Auswurf soll der Kranke in ein neben seinem Lager stehendes Gefäß, das mit verdünntem Kresolwasser (§ 17) zur Hälfte gefüllt ist, entleeren. Um die Brust erhält er zweckmäßig einen feuchtwarmen Umschlag. Dabei ist darauf zu achten, daß der Umschlag stets richtig die Brust umhüllt und daß er erneuert wird, sobald er trocken geworden ist. Gegen die Bruststiche versuche man den in der Arzneikiste befindlichen Senfspiritus, indem man ein handgroßes Stück Leinen damit anfeuchtet und es auf diejenige Stelle der Brust legt, wo die Schmerzen am stärksten gespürt werden. Das aufgelegte Stück Leinen kann man mit einigen Streifen Heftpflaster aus der Arzneikiste auf der Haut befestigen. Zur Lösung des Hustens kann man Brustelixier*) geben (§ 14). Gewohnheitstrinker bekommen oft während der Lungenentzündung Anfälle von Geistesstörung (Säuferwahnsinn, Delirium) und Herzschwäche. Man gebe ihnen dann 3—4mal täglich ein kleines

---

*) Nur in der Ausrüstung nach Verzeichnis I b enthalten.

Glas voll Wein oder andere starke geistige Getränke. Das gleiche gilt für andere Kranke, wenn bei ihnen Schwächeanfälle auftreten. Auch Hoffmannstropfen (§ 14) kann man in solchen Fällen benutzen.

§ 28.
Verdauungsstörungen.
a) Verstopfung.

Die Verstopfung ist ein bei Seeleuten sehr häufiges Leiden, welches mit Kopfschmerzen, Unbehagen, belegter Zunge, Appetitlosigkeit einhergeht und sogar zu Fiebererscheinungen führen kann.

Bei jeder Klage über Verstopfung muß der daran Leidende gefragt werden, ob er einen Unterleibsbruch hat, da die Verstopfung unter Umständen durch Einklemmung eines solchen Bruches erzeugt sein kann. Im anderen Falle gebe man aus der Arzneikiste entweder 1—2 Eßlöffel voll Rizinusöl, am besten morgens nüchtern mit schwarzem Kaffee zu nehmen, oder Bittersalz*), 1 Eßlöffel voll in warmem Wasser morgens nüchtern und schluckweise zu trinken. Bei andauernder Verstopfung, besonders mit gleichzeitigen Leibschmerzen, soll der Kranke bei der Rückkehr an Land ärztliche Hilfe in Anspruch nehmen.

b) Durchfall.

Ungewöhnlich häufiger Stuhlgang mit dünnbreiigen oder wässerigen Entleerungen (Durchfall) kommt sowohl bei mehreren ansteckenden Krankheiten (Typhus, Cholera, Ruhr), als auch für sich allein im Anschluß an Erkältungen des Leibes, verdorbenen Magen durch Unmäßigkeit im Essen und Trinken oder auch nach dem Genuß verdorbener und giftiger Speisen vor. Der einfache Durchfall geht meist mit Appetitlosigkeit, belegter Zunge, Kopf- und Leibschmerzen einher, auch Erbrechen und Fieber können dabei auftreten, ersteres besonders nach dem Genuß verdorbener Nahrungsmittel oder nach Vergiftungen. Falls die Durchfälle mit Blut gemischt sind, ist bei längerer Dauer der Störungen an Ruhr (§ 19) zu denken. Über

---
*) Nur in der Ausrüstung nach Verzeichnis I b enthalten.

die Durchfälle bei Typhus und Cholera vgl. § 19. Bei gewöhnlichem Durchfall erhält der Kranke zuerst 1—2 Eßlöffel Rizinusöl, um alle schädlichen Stoffe aus dem Darm zu entfernen. Sind die Leibschmerzen sehr stark, so gebe man 12 Stunden später von den in der Arzneikiste befindlichen Opiumtropfen 10 Tropfen (§ 14). Auch mache man feuchtwarme Umschläge auf den Leib oder lasse eine wollene Leibbinde umlegen. Die Opiumtropfen kann man nötigenfalls später nochmals geben (Vorsicht! § 14). Zu essen bekommt der Kranke anfangs am besten nichts, gegen den Durst nur Tee oder Schleimsuppen; später erhält er leichte Kost. Ein besonders heftiger Durchfall mit Erbrechen und starken Leibschmerzen (Brechdurchfall) wird manchmal während der heißen Zeit ohne erkennbare Ursache beobachtet, häufiger liegen Vergiftungen mit verdorbenen Speisen oder wirklichen Giften zugrunde. Die Erscheinungen können ähnlich wie bei der echten Cholera werden. Der Kranke wird dabei in kurzer Zeit so schwach, daß er sich kaum mehr bewegen kann, die Haut nimmt eine bleiche oder bläuliche Färbung an und wird kalt, häufig stellen sich schmerzhafte Wadenkrämpfe an den Unterschenkeln ein. Bei derartigen Schwächezuständen versuche man vor allem den Kranken durch Darreichung von starkem Kaffee oder Tee, Hoffmannstropfen, Portwein oder dgl. zu beleben, im übrigen ist wie bei dem gewöhnlichen Durchfall zu versuchen, durch Darreichung von Opiumtropfen und durch feuchtwarme Umschläge auf den Leib die Krankheitserscheinungen zu bekämpfen.

§ 29.
Magenblutungen, Lungenblutungen.

Blutungen aus dem Magen können bei ernsteren Magenleiden (z. B. Magengeschwür) oder nach Verletzungen und Unglücksfällen auftreten. Blutungen aus der Lunge sind besonders oft bei der Lungenschwindsucht zu beobachten (Blutsturz). Da das Blut in beiden Fällen durch den Mund nach außen entleert wird, ist eine Verwechselung des Sitzes der Blutung möglich. Auf Magenblutung kann man schließen, wenn bereits vorher Magenschmerzen oder Magenbeschwerden voraufgegangen sind. Der Kranke erbricht das

Blut; dieses sieht meist dunkel bis braunrot aus, enthält oft noch Speisereste und Klumpen von geronnenem Blut. Häufig wird der Kranke dabei ohnmächtig. Bei der Lungenblutung geht meist Husten und Bruststechen voraus. Das Blut wird ausgehustet, ist hellrot und schleimig, seine Menge meist nicht groß.

Die Lungenblutung ist selten sofort tödlich; der Kranke muß mehrere Tage hindurch vollkommenste Bettruhe bewahren, darf nicht sprechen und sich nicht unnötig bewegen. Wein oder andere geistige Getränke dürfen ihm nicht gegeben werden, er erhält am besten nur kalte Getränke und leichte Kost.

Die Magenblutung ist immer ein lebensgefährliches Ereignis. Die größte Ruhe des Kranken ist nötig, um einen Wiederausbruch der Blutung zu verhindern. Das beste Nahrungsmittel, das der Kranke in den ersten 3 Tagen genießen kann, ist kalte Milch in kleinen Mengen, sonst einfache Schleimsuppen, immer nur wenige Eßlöffel. Auf den Magen lege man kalte Umschläge. Jede unnötige Bewegung des Kranken ist zu vermeiden.

Beide Arten von Blutungen erfordern baldigen ärztlichen Rat.

§ 30.
Blinddarmentzündung.

Plötzlich auftretende heftige Schmerzen in der rechten Unterbauchgegend, etwa handbreit über der Leistenbeuge, weisen auf eine Entzündung des Blinddarmes oder seines Wurmfortsatzes (§ 6) hin. Bisweilen sind Verdauungsstörungen, Verstopfung, leichte Schmerzen in derselben Gegend usw. vorausgegangen. Meist ist Fieber und Brechreiz vorhanden. Der Bauch ist etwas aufgetrieben und in der rechten unteren Hälfte oft so schmerzempfindlich, daß auch der leiseste Druck nicht ertragen werden kann. Vor allem ist völlige Ruhe des Kranken nötig; er erhält zunächst 20 Tropfen Opiumtinktur (§ 14) und, bis die Schmerzen nachlassen oder Schlaf eintritt, noch weiter stündlich 5—10 Tropfen, jedoch insgesamt nicht mehr als 60 Tropfen in 24 Stunden. Daneben versucht man, die Schmerzen im Leibe durch feuchtwarme Umschläge auf die entzündete Gegend zu lindern. Abführmittel sind verboten, auch

bei bestehender Verstopfung. Wenn der Kranke sehr schwach wird, gebe
man starken Kaffee, Hoffmannstropfen, Wein oder dgl. Als Nahrung
bekommt der Kranke nur Suppen. Baldige ärztliche Hilfe ist nötig.

III. Erste Hilfe bei Verletzungen und äußeren Krankheiten.

A. Allgemeine Vorschriften über die Behandlung von Verletzungen.

§ 31.
Untersuchung, Fortschaffung, Lagerung und Pflege des Verletzten.

Wenn der Verletzte, wie gewöhnlich bei schwereren Unfällen,
nicht imstande ist, sich fortzubewegen, so stelle man erst durch Be=
fragen und sodann durch schonende Untersuchung des verletzten Körper=
teils fest, welche Art von Verletzung vorliegt. Oft wird es nötig sein,
durch Auftrennen der Kleider in der Naht oder durch Aufschneiden
der Stiefel die verletzte Körperstelle zugänglich zu machen.

Eine etwa vorhandene Wunde darf nie dabei berührt
werden. Bei Besinnungslosen ist ein Körperteil nach dem andern,
also zuerst der Kopf, dann der Hals, die Brust, der Bauch, die Arme
und Beine auf Verletzungen zu untersuchen. Besteht eine Blutung,
so ist sie zunächst zu stillen (§ 38).

Die Fortschaffung des Verletzten hat so zu erfolgen, daß der
verletzte Körperteil besonders in acht genommen und keinen Zer=
rungen oder Bewegungen ausgesetzt wird. In Ermangelung einer
Tragbahre kann man eine ausgehobene Tür, eine feste Matratze
oder ein breites Brett benutzen. Zum Hinauflegen des Verletzten
auf die Trage und zum Hineinlegen in die Koje sind 3—4 Mann
nötig. Der Verletzte ist unter Vermeidung aller unnötigen Be=
wegungen, Erschütterungen usw. sorgfältig und vorsichtig zu heben

und zu lagern, am besten indem einer der Helfer die Bewegungen der übrigen, um sie gleichmäßig erfolgen zu lassen, durch laute kurze Anweisungen regelt. Bei der Lagerung in der Koje muß darauf geachtet werden, daß der verletzte Körperteil an die freie Seite der Koje kommt, um ihn stets bequem untersuchen und nötigenfalls verbinden zu können. In den Fällen schwerster Verletzung ist der Kranke in einem auf Deck anzubringenden Verschlage zu lagern.

Es mag an dieser Stelle darauf hingewiesen werden, daß nach dem See-Unfallversicherungsgesetz und den dazu erlassenen Ausführungsbestimmungen und Entscheidungen jeder Unfall, durch den eine auf dem Schiffe beschäftigte Person auf der Reise getötet wird oder eine Körperverletzung erleidet, die eine Arbeitsunfähigkeit von mehr als 3 Tagen oder den Tod zur Folge hat, in das Schiffstagebuch einzutragen und in einem besonderen Anhang dazu kurz zu beschreiben ist. Für diese Beschreibung ist das auf Seite 97 abgedruckte Formular vorgeschrieben. Dies Formular ist auch für die dem Seemannsamte und der Ortspolizeibehörde einzureichenden Anzeigen derjenigen Unfälle zu benutzen, welche sich im Inlande vor Antritt oder nach Beendigung der Reise ereignen, sowie ebenfalls für die besonderen Nachweisungen, welche die zur Führung eines Schiffstagebuches nicht verpflichteten Kapitäne auf kleineren Schiffen über derartige, an Bord sich ereignende Unfälle zu führen haben.

§ 32.
Behandlung des verletzten Körperteils.

Verletzungen, Verrenkungen, Knochenbrüche und Quetschungen ohne Durchtrennung oder blutige Verletzung der Haut bedürfen in der Regel außer der etwa erforderlichen Einrichtung nur der Ruhigstellung des betreffenden Körperteils mittels geeigneter Lagerung und Anlegung eines Verbandes.

Bei jeder blutigen Verletzung kann hingegen durch das Hinzutreten von Eiterung oder sonstigen Wundkrankheiten nicht nur die Heilung verzögert, sondern sogar das Leben gefährdet werden.

§ 33.
Verbände.

Zur Ausführung der Verbände dienen die in der Ausrüstung vorgesehenen Verbandmittel. Am meisten benutzt werden die

Binden, die aus Mull oder Flanell bestehen. Die Flanellbinden*) werden wegen ihrer Weichheit gern zum Anlegen von Verbänden auf die unverletzte Haut, besonders bei Knochenbrüchen, benutzt. Zur Festlegung der Arme, zu Umschlägen und zu loseren Verbänden bedient man sich der **dreieckigen Verbandtücher**. Die Befestigung der Binden und Tücher erfolgt durch Knoten oder durch Sicherheitsnadeln. Schienen, Watte und Verbandmull finden bei den Verbänden nach Bedarf Verwendung; sie werden in der Regel durch darüber angelegte Binden befestigt. Aus dem Verbandmull lassen sich im Notfall durch Zerschneiden Binden anfertigen; zu Schienen können auch Pappstücke, Holz- oder Blechstreifen u. dgl. hergerichtet werden.

Die Binden sind an den Gliedmaßen stets von unten nach oben (dem Rumpfe zu) und ganz gleichmäßig (ohne Lücken und ohne Falten) anzulegen und der Form des Körperteils, erforderlichenfalls durch Kreuzen und Umschlagen, anzupassen. Verbände dürfen nicht zu fest angelegt werden, da sie sonst durch Einschnüren den Blutlauf stören und zu Schmerzen, Anschwellung, Entzündung, ja sogar Brand Veranlassung geben können. Zeigt sich durch Anschwellung und bläuliche Färbung der Füße, Zehen, Hände oder Finger, daß ein Verband einschnürt, so ist er sofort abzunehmen und neu anzulegen.

B. Vorschriften für die erste Behandlung einzelner Arten von Verletzungen.

1. Wunden.

§ 34.

Wundbehandlung.

Die Wundheilung soll ohne Eiterung erfolgen. Die Eiterung entsteht nur, wenn bestimmte, unsichtbar kleine Krankheitserreger in die Wunde eindringen und sich dort vermehren. Diese Eiterungs-

---

*) Nur in der Ausrüstung nach Verzeichnis I b enthalten.

erreger finden sich überall. Sie werden in die Wunden entweder schon bei der Verletzung hineingebracht, wenn sie am verletzenden Gegenstand oder an den in die Wunde hineingepreßten Kleidungsstücken haften, oder sie gelangen erst später hinein, wenn die Wunde nicht mit der genügenden Sorgfalt behandelt wird. Die bei der Besatzung der Fischereifahrzeuge vorkommenden Verletzungen werden in dieser Weise häufig verunreinigt durch aufgefaserte Stahltrossen, durch Ohrbeine der Schollen oder Stacheln anderer Fische (Petermann usw.). Die Eiterungserreger können auch an den Fingern des Helfers, am Verbandzeuge und den Instrumenten haften und durch diese in die Wunde hineingebracht werden.

Eiterung verzögert die Heilung der Wunde, bewirkt Kräfteverlust und kann, wenn die Eiterungserreger von der Wunde aus in das Blut gelangen, Blut- oder Eitervergiftung erzeugen. Es muß deshalb dahin gestrebt werden, die Eiterungserreger von der Wunde fernzuhalten. Dies geschieht einerseits durch peinliche Sauberkeit bei der Behandlung der Wunde, andrerseits durch den Wundverband.

Jeder, der Wunden behandeln und verbinden will, hat auf größte Reinlichkeit zu achten. Zunächst wasche er seine Hände unmittelbar vorher sorgfältig mit Seife, Bürste und warmem Wasser, wobei die Reinigung der Fingernägel, unter denen jeder Schmutz zu entfernen ist, nicht vergessen werden darf. Darauf stelle er durch Vermischen von 15 g (1 Eßlöffel voll) Kresolseifenlösung aus der Arzneiliste mit 1 Liter reinem Süßwasser das sogenannte Kresolwundwasser her und fülle damit mehrere (2—3) vorher sauber auszuwaschende und abzuspülende Schalen. Sodann ist dafür zu sorgen, daß die erforderlichen Instrumente (Messer, Schere, Pinzetten, Wundnadeln, Nähseide) und Verbandzeug zur Stelle sind. Die Instrumente, welche ganz aus Metall sind, werden vor und nach jedem Gebrauch 5 Minuten lang in siedendem Wasser ausgekocht und dann in eine Schale mit Kresolwundwasser gelegt, dürfen aber beim Herausnehmen aus dem Kochtopf nach dem Abgießen des Wassers nur mit sorgfältig gereinigten Händen angefaßt werden. Instrumente mit Holzgriffen lassen sich nicht auskochen, sondern können nur in Kresolwundwasser gelegt und damit abgewaschen und gesäubert werden. Das Verbandzeug muß völlig sauber und staubfrei sein; am besten nimmt man es aus geschlossenen Paketen erst kurz vor dem Gebrauche heraus, jedoch nur mit vorher gereinigten Händen. Man nehme stets nur so viel Verbandzeug aus einem Päckchen, wie man gerade nötig hat, und lasse den Rest möglichst unberührt in dem Päckchen. Einmal bereits herausgenommenes Verbandzeug darf nicht in die Verpackung zurückgelegt werden. Gebrauchte Binden sind vor erneutem Gebrauche erst auszukochen. Gebrauchte Verbandstoffe (Mull, Watte) sind über Bord zu werfen oder zu verbrennen. Verbandzeug lege man niemals ohne Unterlage auf einen Tisch oder gar auf den Boden; es soll vielmehr erst ein sauberes, reingewaschenes größeres Leinentuch (Handtuch usw.) auf den Tisch gebreitet werden, auf dieses werden dann alle zur Wundbehandlung nötigen Sachen gelegt. Im Notfall kann man zum Verbinden reine Wäschestücke benutzen, die vorher in passende Streifen geschnitten und alsdann ausgekocht sind.

Eine der mit Kresolwundwasser gefüllten Schalen steht in der Nähe des Verbindenden und wird von diesem nur dazu benutzt, seine Hände nach der vorausgegangenen Reinigung mit Seife und Bürste gründlich in dem Wundwasser abzuspülen, bevor er Instrumente oder Verbandzeug anfaßt oder die Wunde berührt. **Niemals darf man, solange man mit der Wunde zu tun hat, andere Gegenstände (Kleidungsstücke usw.) anfassen; niemals darf man selbst zu Boden gefallene Gegenstände aufheben.** Hat man versehentlich dies doch getan, so muß man sofort die Hand wieder in dem Wundwasser abspülen, bevor man weiter an der Wunde sich zu schaffen macht. Am besten legt man vor dem Verbinden den Rock ab und bindet sich eine frischgewaschene große Schürze vor.

Kleine und oberflächliche Wunden, bei denen die Blutung bald steht und eine Verunreinigung anscheinend nicht stattgefunden hat, behandelt man, nachdem die Haut in der Umgebung mit Wasser und Seife abgewaschen ist und nötigenfalls die Haare kurz abgeschnitten oder wegrasiert sind, am besten so, daß man etwas gelbes

Wundpulver*) (Wismutgallat, § 14) darauf streut und dann aus einem Päckchen Verbandmull ein Stückchen Mull abschneidet, mehrfach zusammenlegt und darüber deckt. Bei größeren Verbänden legt man dann noch ein Stück Verbandwatte darüber und befestigt das Ganze mit einer Binde.

Bei den kleinsten Wunden, besonders an den Gliedmaßen, aber auch am Kopfe, wo Verbände leicht abrutschen, kann man zum Befestigen des Verbandes statt der Binde Heftpflasterstreifen benutzen, die man kreuzweise über den Verband und auf die umgebende Haut klebt. Verursacht die Wunde innerhalb 24 Stunden nach einem solchen ersten Verband Schmerzen, verspürt der Verletzte ein Gefühl von Hitze oder schmerzhaftes Klopfen in ihr, so ist der Verband abzunehmen und die Wunde wie eine verunreinigte (§ 36) zu behandeln. Bei gutem Verlauf der Heilung kann dagegen der Verband 8—10 Tage liegen bleiben. Ist alsdann der Verbandmull, der auf der Wunde liegt, zu fest mit dieser verklebt, so weicht man ihn vorher mit abgekochtem, warmem Wasser etwas auf, um ihn nicht gewaltsam abzureißen und dem Verletzten dadurch Schmerzen zu bereiten. Wenn die Wunde sich dann ganz oder bis auf eine kleine rote, mit Wundfleisch besetzte Stelle geschlossen zeigt, läßt man den Verband fort und legt nur auf die noch nicht ganz verheilte Stelle ein mit Borsalbe bestrichenes Läppchen, das mit etwas Watte bedeckt und mit Heftpflaster befestigt wird.

Es ist zu beachten, daß ein regelrechter Verband, der gut sitzt und bei dem der Verletzte keine Schmerzen in der Wunde, kein Fieber oder sonstige Erscheinungen nachträglicher Eiterung hat, ruhig 8—10 Tage liegen bleiben kann, vorausgesetzt, daß der Verband nicht von außen her beschmutzt oder gar durchnäßt wird, etwa indem der Verletzte zu früh seiner Arbeit wieder nachgeht. Eine vorzeitige Wiederaufnahme der Arbeit kann wegen der dabei oft erfolgenden Beschmutzung der Wunde durch den Verband hindurch, ebenso durch Verschiebung des Verbandes, Zerrung der Wundränder usw. leicht zu Verschlimmerungen und zu verzögerter Heilung führen und ist

---

*) Nur in der Ausrüstung nach Verzeichnis I b enthalten.

deshalb zu verbieten. Ebenso gefährlich ist es, mit einer kleinen Wunde, besonders an den Gliedmaßen (Händen, Fingern, Füßen, Zehen) ohne Verband der Arbeit nachzugehen, da sich gerade aus solchen kleinen Wunden bei Vernachlässigung und infolge von Beschmutzung oft die schwersten Eiterungen entwickeln (§ 54).

§ 35.

Wundnaht.

Größere, klaffende Hautwunden, welche frisch und rein sind und glatte Wundränder haben, dürfen genäht werden, um die Heilung zu beschleunigen, indem man die klaffenden Ränder der Wunde durch die Naht zusammenfügt. Niemals dürfen Wunden genäht werden, die bis in ein Gelenk (Knie, Fußgelenk, Handgelenk usw.) dringen. Ebenso darf man Wunden mit gequetschten, ausgezackten Rändern nicht nähen, ferner keine Wunden, die in irgendeiner Weise durch Schmutz, Staub, Kleiderfetzen verunreinigt sind.

Zur Vorbereitung der Wundnaht werden nach Reinigung der Hände 1—2 Wundnadeln mit eingefädeltem Seidenfaden, einige Läppchen Verbandmull und die Pinzette in einen tiefen Teller mit Kresolwundwasser gelegt; dann wird die Umgebung der Wunde abgewaschen, nötigenfalls werden die Haare abrasiert. Darauf faßt man mit der Pinzette möglichst vorsichtig, ohne zu quetschen, den einen Wundrand, sticht etwa $1/2$ cm vom Wundrande entfernt mit einer krummen Wundnadel so durch die Haut, daß die Nadelspitze in der Wunde zum Vorschein kommt, und sticht durch den andern Wundrand in gleicher Entfernung von der Wundspalte wieder heraus. Der Faden wird durchgezogen und so, daß die Wundränder sich dicht berühren, mit einem Doppelknoten geknotet; die Enden des Fadens sind alsdann bis auf $1/2$ cm abzuschneiden. Der Knoten muß seitlich von der Wundspalte liegen. Solche Nähte werden in Abständen von 1—$1^{1}/_{2}$ cm angelegt, bis die ganze Wunde geschlossen ist. Alle zur Naht nötigen Sachen dürfen nur mit reinen und vorher in Kresolwundwasser abgespülten Händen angefaßt werden.

Nach Beendigung der Naht wird die Wunde in der in § 34 geschilderten Weise verbunden. Wenn der Kranke 1—2 Tage später Schmerzen in der genähten Wunde bekommt, wenn die Wundränder beim Abnehmen des Verbandes rot und entzündet sind und zwischen ihnen Eiter hervorquillt, müssen die Fäden durchgeschnitten und entfernt werden. Die Wunde ist dann wie eine verunreinigte zu behandeln. Verläuft dagegen die Heilung ungestört, so kann man nach ungefähr 7 Tagen die Nähte entfernen, indem man die Fäden dicht vor dem Knoten mit der Schere durchschneidet und sie mit der Pinzette vorsichtig aus der Wunde herauszieht. Die Wundränder müssen dann so gut aneinander geheilt sein, daß die Wunde nicht wieder auseinanderklafft.

§ 36.
Behandlung verunreinigter Wunden.

Mit Schmutz verunreinigte oder eiternde Wunden spüle man nach Reinigung ihrer Umgebung mit Kresolwundwasser unter Berücksichtigung aller Ausbuchtungen und Höhlungen gründlich aus, am einfachsten, indem man Wattebäuschchen in Kresolwundwasser taucht und dann über der Wunde ausdrückt, so daß die ausgepreßte Flüssigkeit die Wunde bespült. Nach der Ausspülung streue man gelbes Wundpulver (Wismutgallat) auf und in die Wunde, indem man, wie in § 20 angegeben ist, verfährt. Bei sehr stark beschmutzten Wunden, ebenso bei bereits eiternden bringe man sodann ein reines, etwa der Größe der Wunde entsprechendes Stück Verbandmull in die Wunde und stopfe es mit Hilfe der Pinzette möglichst in alle Ecken und Höhlen der Wunde, so daß es wie ein Docht in der Wunde liegt und mit seinem letzten Ende aus dieser hervorsieht. Man kann auch dieses Stück Verbandmull vorher mit gelbem Wundpulver bestreuen, ehe man es in die Wunde legt. Auf die so behandelte Wunde kommt, wie oben beschrieben, erst eine mehrfach zusammengelegte Lage Verbandmull, darüber ein etwas größeres Stück Verbandwatte, die den Mull überall bedecken muß, zum Schluß eine Binde oder ein Verbandtuch.

§ 37.
Verbandwechsel.

Ein richtig angelegter Verband ist bei allen Wunden nur dann zu wechseln, wenn eine Nachblutung eintritt, der Verband sich verschoben oder gelockert hat oder wenn sich in der Wunde eine Eiterung entwickelt hat, was oft trotz aller Reinlichkeit nicht zu vermeiden ist. Zuweilen sieht man letzteres schon daraus, daß der Eiter durch den Verband gedrungen ist; außerdem empfindet der Verletzte meist Schmerzen, Hitze oder Brennen in der Wunde, und bei größeren Wunden stellt sich zugleich Fieber ein. Insbesondere bei Wunden, die ein Gelenk geöffnet haben oder in eine Körperhöhle (Brust, Bauch) führen, kommt Eiterungsfieber oft vor; deshalb sind Verletzte mit solchen Wunden morgens und abends mit dem Fieberthermometer zu messen. Wenn sich Fieber zeigt, muß der Verband sofort abgenommen werden; die Wunde wird dann ausgespült und im übrigen wie eine verunreinigte Wunde behandelt. Eine längere Behandlung derartiger Wunden ohne ärztliche Hilfe ist nicht ratsam.

§ 38.
Blutstillung im allgemeinen.

Infolge der Verletzung oder Durchtrennung kleinerer oder größerer Blutgefäße kommt es in der Regel bei jeder Wunde zu einer Blutung. Da jeder größere Blutverlust für den Verletzten bedenklich ist und durch Verblutung sogar den Tod herbeiführen kann, ist stets für schnelle Blutstillung zu sorgen.

Jedes blutende Glied ist stets sofort nach oben zu halten. Spritzt das Blut in hellrotem Strahl stoßweise aus der Wunde, so ist eine Schlagader verletzt und schleunige Hilfe nötig, weil der Kranke sich sonst verbluten kann. Ein einfacher Verband mit Verbandmull und Binde genügt in einem solchen Falle nicht, weil das Blut durch den Verband bringen würde; man muß vielmehr sofort den Blutzufluß zu der Wunde hemmen, indem man den Stamm der nächstgelegenen größeren Schlagader auf ihrem Wege zwischen dem Herzen und der Wunde mit den Fingern gegen den benachbarten

Knochen drückt und so verschließt. Wenn das Blut jedoch nur langsam, tropfenweise aus der Wunde dringt und von dunkelroter Farbe ist, kann die Blutung meist schon dadurch zum Stehen gebracht werden, daß man einen festen Ballen von ganz reinem oder mit Kresolwundwasser angefeuchtetem Verbandmull oder von Verbandwatte längere Zeit kräftig auf die Wunde drückt und, wenn die Blutung aufgehört hat, einen reinen Ballen in seiner Lage mit einer Binde auf der Wunde befestigt. Bei Verletzungen größerer Blutadern quillt das dunkelrote Blut oft in erheblicherer Menge aus der Wunde, und man muß schon etwas stärker auf die Wunde drücken, um die Blutung zu stillen. Man hat aber bei dem Verbande dann darauf zu achten, daß er nicht so stark schnürt, daß eine Anschwellung oder gar eine bläuliche Färbung an den Endteilen des Gliedes (Fingern, Zehen) eintritt.

§ 39.
Blutstillung bei Blutungen aus den verschiedenen Schlagadern.

Wie oben schon erwähnt, sucht man bei Schlagaderblutungen die das Blut zuführende Hauptader auf ihrem Wege zwischen dem Herzen und der Wunde an einer geeigneten Stelle gegen den darunter liegenden Knochen zu drücken und dadurch den Blutzufluß zu unterbrechen. Man drückt also:

1. bei Blutungen aus einer Schlagader an der Stirn die Schläfenschlagader dicht vor dem Ohr an den darunter liegenden Knochen;
2. bei Schlagaderblutungen am Halse die Halsschlagader in der neben dem Kehlkopf befindlichen Grube an die Wirbelsäule (Abb. 9);
3. bei Schlagaderblutungen an der Schulter und in der Achselhöhle die Schlüsselbeinschlagader gegen die erste Rippe, nachdem man gleichzeitig den Arm kräftig nach unten und hinten gezogen hat (Abb. 10);
4. bei Schlagaderblutungen am Arm, die Oberarmschlagader an der Innenseite des Oberarmes neben dem dicken Beugemuskel gegen den Oberarmknochen (Abb. 11);

5. bei Schlagaderblutungen am Bein die Oberschenkelschlagader genau in der Mitte der Leistenbeuge, d. h. der Grenzlinie zwischen Bauch und Oberschenkel, gegen den darunter liegenden Knochen (Abb. 12).

Schlagaderblutungen am Vorderarm und an der Hand kann man auch dadurch zum Stehen bringen, daß man den Arm im Ellbogengelenk so stark als möglich beugt und dadurch die Schlagader in der Ellenbeuge zusammenpreßt.

Da die an den angegebenen Stellen auf die Ader drückenden Finger des Helfers schon früher ermüden werden, als die zur endgültigen Blutstillung anzuwendenden Maßnahmen ausgeführt sind, so muß man versuchen, den Druck des Fingers alsbald durch den Druck eines harten Körpers, der an seine Stelle treten soll, zu ersetzen. Am einfachsten verwendet man dazu eine aufgerollte Binde, die man genau auf die Stelle, wo der Druck ausgeübt werden soll, legt und durch ein dehnbares Band (Gummihosenträger) oder durch ein zusammengelegtes Tuch befestigt, das

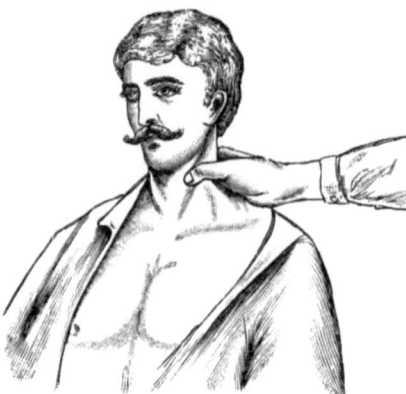
Abbildung 9. Zusammendrücken der Halsschlagader.

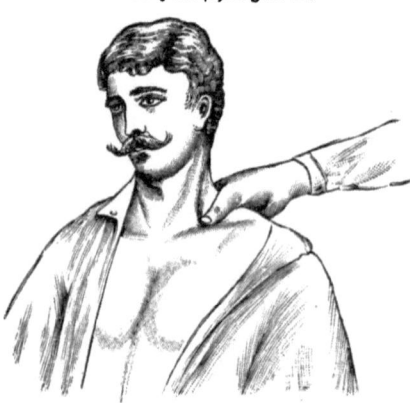
Abbildung 10. Zusammendrücken der Schlüsselbeinschlagader.

an der der Ader gegenüberliegenden Seite des verletzten Körperteils zusammengeknüpft und durch wiederholte Umdrehung eines unter den Knoten geschobenen Knebels fest angezogen wird. Hierdurch erreicht man, daß die auf die Ader gelegte Bindenrolle stets die Ader zusammengepreßt hält, wie es der auf die Ader gedrückte Finger vorher tat. Man nennt eine solche Einrichtung eine Aderpresse (Abb. 13). Sie eignet sich allerdings nur für Blutungen an den Gliedmaßen; bei Blutungen an anderen Körperteilen müssen nötigenfalls zwei Personen abwechselnd den Verschluß der Ader mit den Fingern ausüben, bis die Wunde versorgt ist. An Stelle der Bindenrolle kann man als Aderpresse einen anderen geeigneten harten Körper, im Notfall ein passendes Stück Holz oder einen Stein, nachdem man ihn in ein Tuch eingeschlagen hat, benutzen. Der Druck auf die Ader darf nur gerade so stark sein, daß die Blutung in der Wunde aufhört. Da durch die Unterbrechung des Blutstroms das ganze Glied, solange die Aderpresse liegt, kein frisches Blut erhält, so darf eine solche Aderpresse nicht länger als 2—3 Stunden liegen, weil sonst die Gefahr entsteht, daß das Glied abstirbt. Auch pflegt der Verwundete bei längerem Liegen der Presse die heftigsten Schmerzen zu bekommen.

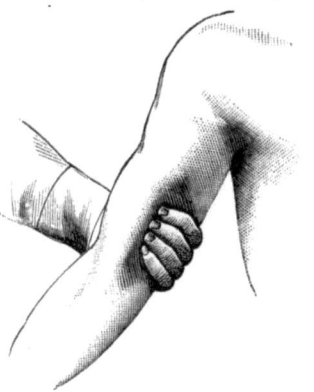

Abbildung 11. Zusammendrücken der Oberarmschlagader.

Damit die Blutung aus einer Schlagader endgültig gestillt wird, muß, während die Aderpresse liegt oder die Ader mit den Fingern zusammengedrückt wird, die verletzte Schlagader in der Wunde durch Unterbinden verschlossen werden. Dies muß man, wenn nicht, wie z. B. im Hafen, ärztliche Hilfe in kurzer Zeit zu erreichen ist, selbst ausführen*). Von den Instrumenten in der Verband-

---

*) Nur ausführbar an Bord der nach Verzeichnis Ib der Bekanntmachung des Reichskanzlers vom 3. Juli 1905 ausgerüsteten Fahrzeuge.

tasche legt man die Klemmpinzette, die gewöhnliche Pinzette, eine Nadel mit Faden, ferner mehrere ungefähr 30—35 cm lange, dicke Seidenfäden in Kresolwundwasser und sorgt gleichzeitig für den nötigen Verbandstoff (Binden, Watte). Die übrigen Vorbereitungen sind wie bei jedem anderen Verbande (§ 34) zu treffen. Alsdann wird die Wunde zuerst mit Kresolwundwasser ausgespült und dadurch von Blutgerinnseln befreit, nötigenfalls unter Verwendung eines Wattebausches. Hierauf sucht man mit der Klemmpinzette die blutende Stelle, in der die verletzte Ader innerhalb der Wunde liegt, zu fassen; dies gelingt oft nur, nachdem man in der ausgespülten und dadurch besser zu übersehenden Wunde sich die blutende Stelle dadurch ausfindig gemacht hat, daß man den anderen Helfer, der für Unterdrückung der Blutzufuhr an der großen Hauptader sorgt, auffordert, ein wenig mit dem Druck nachzulassen. Sobald infolgedessen wieder Blut zur Wunde strömt, beginnt die verletzte Ader wieder zu bluten. Man tupft dann, während der andere wieder die Ader zudrückt, das neue Blut aus der Wunde oder spült es ab und faßt

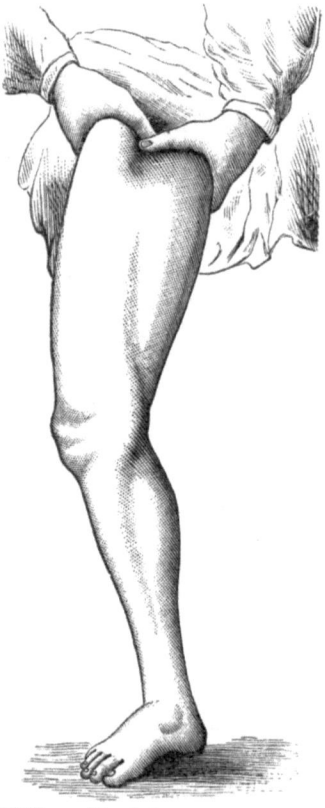

Abbildung 12. Zusammendrücken der Oberschenkelschlagader.

dann mit der Klemmpinzette die Stelle, aus der das Blut hervorspritzte. Nötigenfalls muß man mehrmals in dieser Art verfahren, bis man die Stelle sicher gefunden hat. Hat man die Stelle richtig gefaßt und die Pinzette mittels der Klemmvorrichtung fest an-

— 51 —

gelegt, so muß nun die spritzende Blutung aufhören, auch wenn der Gehilfe mit dem Drucke auf die Hauptader nachläßt. Darauf wird ein dicker Seidenfaden (Unterbindungsfaden) vor dem Schnabel der Pinzette, um das Fleischbündel, an dem die Pinzette hängt, gelegt und mehrfach fest zugeknotet. Das eine Ende des Fadens wird $1/2$ cm über dem Knoten abgeschnitten, das andere zur Wunde hinausgeführt. Darauf überzeugt man sich nochmals, daß die richtige Stelle gefaßt ist, indem man den Druck auf die Hauptader weiter vermindern läßt. Blutet darauf die Wunde nur noch aus dem Fleisch heraus, ohne zu spritzen, so kann man annehmen, daß die verletzte Ader richtig verschlossen ist. Oft muß man mehrere Adern in einer Wunde unterbinden. Die Naht und die weitere Behandlung der Wunde erfolgt in der bereits beschriebenen Weise, indem man zum Schluß etwas gelbes Wundpulver aufstreut, Verbandmull und Watte auflegt und den Verband mit einer Binde befestigt. Das verletzte Glied wird, wenn es sich um den Arm oder

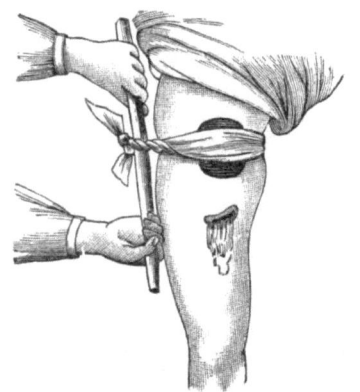

Abbildung 18. Aderpresse.

die Hand handelt, mit Hilfe eines dreieckigen Verbandtuchs aus der Arzneikiste hochgehängt oder, falls ein Bein verletzt ist, auf darunter geschobenen dicken Kissen oder gestopften Säcken hochgelagert. Falls die Wunde nicht verunreinigt war, erfolgt die Heilung ohne Störung. Am 8. Tage werden die Fäden der Wundnaht, falls eine solche nötig war, entfernt; durch leises, vorsichtiges Anziehen des langen Fadenendes versuche man festzustellen, ob sich der Unterbindungsknoten bereits von selbst gelöst hat, sonst wird sich einige Tage später dieser Faden ohne weiteres entfernen lassen. Verunreinigte Wunden (Wunden durch Maschinengewalt, Werkzeuge usw.) dürfen nach der Blutstillung nicht genäht werden, sondern sind zu behandeln, wie in § 36 beschrieben ist.

4*

§ 40.
Schnitt-, Stich-, Quetsch- und Rißwunden.

Schnittwunden bluten oft stark. Zunächst ist deshalb für Blutstillung zu sorgen. Falls keine Schlagaderblutung vorhanden ist, bringt man bei größeren Wunden durch die Naht, bei kleineren durch quere Heftpflasterstreifen die Ränder der Wunde aneinander und verbindet in der beschriebenen Weise (§ 34). Verunreinigte oder nachträglich eiternde Schnittwunden werden, wie im § 36 geschilschildert, behandelt.

Stichwunden sind dadurch oft lebensgefährlich, daß tiefliegende wichtige Körperteile, z. B. große Adern oder zum Leben nötige Teile, besonders in der Brust oder Bauchhöhle verletzt worden sind und eine innere Verblutung eintritt. Manchmal bleibt auch die Spitze des stechenden Werkzeugs in der Wunde abgebrochen stecken. Falls man das abgebrochene Stück fassen kann, ziehe man es vorsichtig aus der Wunde und behandle die Wunde als eine verunreinigte nach § 36. Einfache, nicht verunreinigte Stichwunden werden wie Schnittwunden behandelt. Stichwunden an Bord, besonders die durch Stacheldraht oder Fischstacheln an den Händen verursachten, dürfen nicht vernachlässigt werden, auch wenn sie noch so unbedeutend zu sein scheinen, da meist bei der Arbeit Eiterungserreger in die Wunde gelangen, wenn sie nicht gereinigt und verbunden wird.

Quetsch- und Rißwunden kommen an Bord besonders durch Verletzungen mittels der Stahltrossen oder durch Maschinengewalt zustande. Sie dürfen niemals genäht werden. Man spüle sie mit Kresolwundwasser ab, um Verunreinigungen möglichst zu beseitigen, nachdem man die Umgebung gereinigt hat, und behandle sie mit feuchten Umschlägen von Kresolwundwasser. Für gewöhnlich pflegt sich Eiterung einzustellen, auch stoßen sich einzelne Haut- und Fleischteile dabei ab. Wenn sich die Wunde allmählich gereinigt hat und anfängt zu heilen, kann man statt der Umschläge mit Borsalbe bestrichene Läppchen auflegen oder gelbes Wundpulver aufstreuen und trocken verbinden.

§ 41.
Wunden mit Verletzungen wichtiger Teile.

1. **Kopfwunden** mit Verletzung der Schädelknochen und des Gehirns erfordern baldige ärztliche Hilfe. Inzwischen bedecke man die Wunde mit feuchten Umschlägen von Kresolwundwasser. Der Kranke muß ganz ruhig mit erhöhtem Kopfe liegen und erhält bei Benommenheit und starkem Kopfschmerz kalte Umschläge auf die Stirn. Auch die geringsten Kopfverletzungen erfordern sorgfältigen Verband, weil sonst leicht lebensgefährliche Eiterungen und Wundkrankheiten sich anschließen.

2. **Brustwunden** treffen, wenn sie tiefer eindringen, die Lungen oder das Herz. Herzverletzungen sind meistens sofort tödlich. Bei Verletzungen der Lungen tritt oft schaumiges Blut aus der Wunde, auch hustet der Kranke Blut aus, während die Atmung mühsam und schmerzhaft ist. Reine, nicht in die Tiefe bringende Brustwunden kann man nach Betupfen mit Wattebäuschchen, die in Kresolwundwasser getaucht sind, durch die Naht schließen. Verunreinigte Wunden (Quetschwunden, Rißwunden) sind mit Umschlägen von Kresolwundwasser zu behandeln. Der Verband wird am besten mit einem Handtuch und Sicherheitsnadeln befestigt, da die Binden meistens zu schmal sind.

3. **Bauchwunden**, die in die Bauchhöhle bringen, sind wegen der damit verbundenen großen Gefahr der Unterleibsentzündung (Bauchfellentzündung) stets als sehr schwere Verletzungen anzusehen. Nur bei schleuniger ärztlicher Behandlung ist Hoffnung, das Leben des Verletzten zu erhalten. Es muß daher versucht werden, so schnell als möglich durch Anlaufen eines Hafens oder Anrufen eines Schiffes mit einem Arzte an Bord die nötige Hilfe zu erlangen. Inzwischen muß der Verletzte in ruhiger Rückenlage verbleiben. Auf die Wunde legt man, ohne die Wunde selbst zu berühren oder sonst irgendwie zu behandeln, ein großes Stück frischen Verbandmull, darüber ein entsprechendes Stück Watte und befestigt das Ganze durch eine Binde um den Leib. Die Hände des Verbindenden müssen vorher auf das peinlichste gereinigt worden

sein (§ 34). Wenn die Verletzung so schwer ist, daß sogar Darmschlingen aus der Wunde nach außen gelangt sind, so berühre man diese nicht und versuche vor allem nicht, sie zurückzubringen, sondern bedecke sie mit einem genügend großen Stück trockenen Verbandmull und Watte und überlasse alles weitere den Anordnungen eines schleunigst auf irgendeine Weise zu erreichenden Arztes.

4. Gelenkwunden, die bis in ein Gelenk dringen, erkennt man, abgesehen von ihrem Sitz und ihrer Tiefe, an dem Austritt einer fadenziehenden, klebrigen, weißlichen Flüssigkeit, der sogenannten Gelenkschmiere, aus der Wunde. Diese Verletzungen sind als sehr ernst zu betrachten und schleunigst ärztlicher Behandlung zuzuführen. Sie sind mit besonders peinlicher Sauberkeit zu behandeln, zugleich ist das Gelenk ganz ruhig zu stellen, nötigenfalls mit Hilfe von Schienen (§ 47).

Bei allen schweren Wunden und Verletzungen beschränke man sich an Bord auf einen mit möglichster Sauberkeit nach den gegebenen Regeln herzustellenden Verband und suche im übrigen baldigst ärztliche Hilfe zu erlangen.

§ 42.
Brandwunden, Frostschäden.

Brandblasen schneide man mit der am besten vorher ausgekochten Schere aus der Verbandtasche am Rande etwas auf, damit die Flüssigkeit aus der Blase austritt. Die Haut der Blase entferne man nicht. Dann legt man auf die verbrannte oder verbrühte Stelle ein mit Vorsalbe bestrichenes Mulläppchen oder streut gelbes Wundpulver*) auf und verbindet die Stelle. Der vorher etwas aufgeweichte Verband wird nach 24 Stunden abgenommen, neugebildete Blasen werden geöffnet, und dann wird wieder frisch verbunden.

Frostschäden sind, wenn sich bereits offene Wunden gebildet haben, ganz wie andere Wunden zu behandeln und zu verbinden. Erfrorene Teile, die anfangs blaß und blutlos aussehen, müssen zuerst mit kaltem Wasser oder Schnee gerieben werden, um sie zu erwärmen und den Blutumlauf wieder herzustellen.

---

*) Nur in der Ausrüstung nach Verzeichnis I b enthalten.

§ 43.

Beispiel*) für die Wundbehandlung: Kopfverletzung.

Auf der behaarten Kopfhaut befindet sich eine ungefähr 8 cm lange, ¹/₂ cm tiefe Wunde, die der Verletzte bei einer Schlägerei mittels eines scharfen Werkzeugs (Messer, Glasscherbe) erhalten hat. Die Wunde blutet stark, ohne zu spritzen, in der Wunde liegen einige Kopfhaare.

Wie wird der Verletzte behandelt?

1. Er wird mit hochgehobenem Kopf an einer hellen, geräumigen Stelle auf Deck auf einen Stuhl oder dergl. gesetzt und nach der Entstehung seiner Verletzung näher befragt, nötigenfalls im Beisein von Augenzeugen. Unnötige Zuschauer soll man nicht in der Nähe dulden.

2. Es werden etwa 2 Liter Kresolwundwasser in einem reinen Topf oder anderen Gefäß angefertigt und 2 reine Schalen (zur Not Suppenteller) damit angefüllt. Die eine Schale ist für die Hände bestimmt, die andere für die Instrumente.

3. Der Verbindende, der sich am besten den Rock auszieht und eine reine Schürze vorbindet, wäscht sich mehrere Minuten lang gründlich die Hände mit warmem Wasser, Seife und Bürste, trocknet sie an einem ganz reinen Handtuch ab und spült sie dann noch 2 Minuten lang in der einen Schale mit Kresolwundwasser nach. In die andere Schale werden dann Schere, Pinzette, Nadeln, Fäden aus der Verbandtasche gelegt. Außerdem wird für Verbandmull, Watte, gelbes Wundpulver, Binden, Verbandtuch aus der Arzneikiste gesorgt und alles auf ein an einem sauberen trockenen Platze ausgebreitetes, reines Handtuch oder dergl. gelegt. Niemand darf etwas von diesen Sachen anfassen, wenn er sich nicht vorher ebenfalls die Hände, wie beschrieben, gesäubert hat.

4. Nunmehr wird die Wunde, nachdem man den Verletzten zum Schutz seiner Kleidung ein Handtuch oder dergl. um die Schultern gelegt hat, mit Kresolwundwasser abgespült, indem man kleine

---

*) Nur ausführbar an Bord der nach Verzeichnis Ib der Bekanntmachung des Reichskanzlers vom 3. Juli 1905 ausgerüsteten Fahrzeuge.

Wattebäuschchen in die Schale mit dem für die Hände bestimmten Kresolwundwasser taucht und über der Wunde ausdrückt. Außerdem schneidet man die Haare in der Umgebung der Wunde möglichst kurz oder rasiert sie, wenn man ein Rasiermesser an Bord hat, am besten rings um die Wunde ganz weg. Einzelne Haare in der Wunde werden mit der Pinzette weggenommen; die Wunde wird nochmals abgespült und mit einem reinen Stücke Mull vorläufig bedeckt.

5. Die Wunde wird darauf mit so viel Nähten (§ 35) geschlossen, als nötig sind, um die Wundränder gut aneinander zu halten. Es ist nochmals daran zu erinnern, daß Nadel, Faden und Hände des Nähenden vor dem Anlegen der Naht mit Kresolwundwasser desinfiziert werden müssen und mit nichts außerhalb der Wunde in Berührung kommen dürfen, solange an der Wunde hantiert wird.

6. Nach der Naht wird die Wunde mit einem in Kresolwundwasser getauchten Mullappen von Blut usw. gesäubert, mit einem trockenen Stück Mull abgetupft und gelbes Wundpulver dünn aufgestreut. Darauf verbindet man sie in der vorgeschriebenen Weise (§ 34).

7. Der Verletzte wird in die Koje gelegt und muß zunächst mit hochgelagertem Kopf ruhig liegen. Der Verband ist nach Verlauf von längstens 2 Stunden daraufhin nachzusehen, ob Blut durch die Binde gedrungen ist. Falls der Verband stark von frischem Blute durchtränkt ist, muß er abgenommen und nach dem Sitze der Blutung geforscht werden, nötigenfalls eine blutende Ader unterbunden werden.

8. Wenn nach 1—2 Tagen sich Schmerzen in der Wunde, Klopfen und Hitzegefühl einstellen, muß der Verband entfernt werden, zumal wenn der Verletzte auch über allgemeine Kopfschmerzen, schlechtes Befinden usw. klagt und dabei Fieber hat. Bemerkt man, daß die Wundränder rot, entzündet und geschwollen sind und bei leichtem Druck auf die Wunde Eiter aus den Lücken der Naht hervortritt, so sind die Fäden der Naht sofort zu entfernen; die Wunde wird dann als verunreinigt behandelt (§ 36).

9. Wenn der Verband richtig angelegt ist und sich nicht von seinem Platze verschiebt, kann er bei ungestörter Heilung der Wunde ruhig eine Woche lang liegen bleiben. Nimmt man ihn dann ab, so sind meistens die Wundränder so gut zusammengewachsen, daß die Naht-

fäden entfernt werden können (§ 35). Zum Schutze der Wunde legt man ein Läppchen mit Vorsalbe darüber und befestigt dies nach Bedecken mit etwas Watte mit Heftpflasterstreifen. Nach weiteren 8 Tagen ist dann bei kleineren Wunden meist die Heilung vollendet. Verunreinigte Wunden brauchen meist erheblich längere Zeit zur Heilung.

Wenn bei der ersten Untersuchung der Wunde sich dagegen herausstellt, daß neben der gewöhnlichen Blutung ein stoßweises Hervorspritzen hellroten Blutes in dünnem Strahle stattfindet, so muß zugleich Verletzung einer Schlagader angenommen werden, und es ist dann vor allem für die Blutstillung zu sorgen. Während derjenige, der die Wunde behandeln will, seine Vorbereitungen trifft, wie unter Nr. 2 und Nr. 3 beschrieben ist, wobei indes auch die Klemmpinzette und Unterbindungsfäden bereit zu legen sind, sucht ein Gehilfe vorläufig die Schlagaderblutung zu stillen, indem er entweder die verletzte Ader in der Wunde selbst mit einem fest aufgedrückten Bausch von schnell herbeigeschaffter Verbandwatte oder Verbandmull zusammenpreßt, nachdem er sich rasch die Hände gesäubert hat, oder indem er bei größeren Verletzungen die zuführende Ader an einer der im § 39 bezeichneten Stellen zusammendrückt. Das Aufsuchen der verletzten Ader in der Wunde und das Unterbinden geschieht dann in der dort beschriebenen Weise. Nach der Blutstillung gestaltet sich die weitere Behandlung der Wunde, wie oben geschildert ist.

2. Quetschungen, Verstauchungen, Verrenkungen.

§ 44.

Quetschungen.

Die Quetschungen zählen zu den häufigsten, an Bord sich ereignenden Fällen. Auf Fischdampfern sind vor allem Verletzungen durch Maschinengewalt, besonders beim Betriebe der Dampfwinde zu beobachten; hauptsächlich werden von ihnen die oberen Gliedmaßen, vornehmlich die Hände und Finger betroffen. Oft kommt es zu einer völligen Abtrennung und dem Verlust von Fingern oder Fingergliedern. In schweren Fällen kann der Verlust ganzer Gliedmaßen eintreten. Überaus häufig sind ferner Quetschungen infolge

Hinfallens beim Ausgleiten auf Deck, besonders wenn der Hinfallende auf harte Kanten aufschlägt. Sehr oft werden dabei Verletzungen der Kniee beobachtet, verbunden mit starker Anschwellung des Gelenkes. Auch andere Gelenke können infolge derartiger Quetschungen anschwellen und schmerzen. Oft handelt es sich ferner um Quetschungen von Muskeln, besonders bei einem Fall auf den Rücken und die Kreuzbeingegend. Auch Quetschungen der Brust und des Bauches sind häufig, infolge Verletzung innerer Teile können sie gefährlich und sogar tödlich werden. An Brustquetschungen schließen sich manchmal Lungenentzündungen an.

Quetschungen, bei denen es nicht zu einer äußeren Verletzung gekommen ist, behandle man lediglich abwartend durch Ruhigstellung des gequetschten Körperteiles und nötigenfalls mit kalten Umschlägen. Gequetschte und geschwollene Gelenke bleiben noch längere Zeit schmerzhaft und können erst allmählich wieder gebrauchsfähig werden. Die Umgebung des gequetschten Gelenkes wie die Haut über gequetschten Körperstellen nimmt meist in den nächsten Tagen nach der Quetschung einen blauen, später grünen und gelben Farbenton an infolge der Veränderungen des unter die Haut ergossenen Blutes.

Bei Hodenquetschung, die meist mit starker Anschwellung und Schmerzempfindlichkeit des Hodens verbunden ist, liegt der Verletzte am besten im Bett, wobei der Hodensack durch ein untergelegtes Kissen hochzulagern ist. Wenn die Schwellung unter der Anwendung kalter Umschläge zurückgegangen ist, gebe man dem Verletzten, der nun aufstehen darf, einen Tragbeutel (Suspensorium)*), der während der nächsten Zeit andauernd zu tragen ist. In leichteren Fällen bei geringer Schwellung genügt die Anlegung des Tragbeutels, Bettruhe ist nicht erforderlich.

Ist mit der Quetschung eine Verwundung der Haut eingetreten, so behandle man die Wunde nach der in § 40 gegebenen Anweisung für gequetschte Wunden. Bei völliger Abtrennung von Gliedern ist vor allem daran zu denken, daß die unmittelbar nach der Verletzung meist sehr geringe Blutung oft später unter dem Verbande sehr hef-

---

*) Nur in der Ausrüstung nach Verzeichnis I b der Bekanntmachung des Reichskanzlers vom 3. Juli 1905 vorhanden.

tig werden kann. Besonders Schlagaderblutungen beginnen mitunter erst längere Zeit nach der Verletzung.

Man muß daher einen Verletzten dieser Art auch nach Anlegung des Verbandes sorgfältig im Auge behalten, um sofort nach Beginn einer neuen Blutung die Blutstillung nach den in § 38 und 39 gegebenen Regeln vornehmen zu können. Bei allen Quetschwunden ist nicht zu vergessen, daß bei ihnen besonders leicht Eiterung erfolgt. Bisweilen schließt sich bei solchen Wunden eine gefährliche Wundkrankheit, der Wundstarrkrampf, an.

§ 45.
Verstauchungen und Verrenkungen.

Verstauchungen und Verrenkungen können an den verschiedensten Gelenken des Körpers vorkommen. Ein Gelenk besteht aus den von einer derben häutigen Hülle, der Gelenkkapsel, umgebenen Endteilen von mindestens zwei gegeneinander beweglichen Knochen. Werden durch starke Gewalteinwirkung die Gelenkenden auseinandergezerrt, z. B. beim Umknicken des Fußes, so kann eine Überdehnung und teilweise Zerreißung der Gelenkkapsel erfolgen, womit gewöhnlich eine Blutung in das Gelenk und die umgebenden Gewebe verbunden ist. Eine solche Verletzung nennt man Verstauchung. Tritt jedoch durch den Riß in der Gelenkkapsel ein Knochenende heraus und stemmt sich gegen den anderen Knochen oder gegen die umgebenden Muskeln, so liegt eine Verrenkung vor. Während also ein verstauchtes Gelenk, abgesehen von der Schwellung, noch seine natürliche Form und die natürliche Lage der Knochen zueinander zeigt, ist bei einer Verrenkung, ebenso wie bei einem Knochenbruch, die natürliche Lage der Knochen zueinander verändert. Im Gegensatz zu Knochenbrüchen, wo oft Beweglichkeit an einer von Natur unbeweglichen Stelle festgestellt werden kann, ist bei einer Verrenkung die natürliche Beweglichkeit im Gelenk meist ganz unmöglich.

a) Verstauchungen.

Eine Verstauchung erkennt man hauptsächlich an der Schmerzhaftigkeit, der Schwellung und Steifigkeit des Gelenkes; dabei ist aber die natürliche Stellung der knöchernen Teile erhalten geblieben und eine Bewegung im Gelenk, wenn auch unter Schmerzen, möglich. Oft stellt sich eine blaue, später grüne und gelbe Färbung der Haut in der Umgebung des Gelenkes ein. Die Schmerzhaftigkeit hält recht lange an und kehrt bei bestimmten Bewegungen oft auch später wieder.

Zur Behandlung dienen zunächst kalte Umschläge und Ruhigstellung des Gelenkes durch einen nicht zu fest anzulegenden Verband. Nach einigen Tagen entferne man den Verband und beginne mit vorsichtiger Massage des verstauchten Gelenkes. Zu diesem Zwecke umfasse man mit beiden Händen das in der Regel noch geschwollene Gelenk und streiche, immer in der Richtung nach dem Rumpfe zu, die Geschwulst etwa 10 Minuten lang ziemlich kräftig, jedoch ohne daß der Verletzte zu starke Schmerzen dabei fühlt, mit den beiden Daumen. Anfänglich mache man dies jeden zweiten Tag, später täglich einmal. Auch kann man bei Verstauchungen an den Gliedmaßen durch warme Bäder (Handbäder, Fußbäder) von viertel- bis halbstündiger Dauer die Wiederherstellung befördern. Am einfachsten stellt man diese warmen Bäder her, indem man warmes Wasser in einen sauberen Eimer oder ein ähnliches, genügend großes Gefäß gießt und den verletzten Körperteil darin badet, wobei zugleich vorsichtig Bewegungen in dem verstauchten Gelenk auszuführen sind. Wenn die Schwellung und die Schmerzen nach dem Massieren des Gelenkes wieder stärker werden, läßt man das Gelenk für einige Tage wieder ruhen und behandelt es nur mit warmen Bädern. Später kann dann vorsichtig wieder massiert werden. Dasselbe gilt bei den Versuchen, das Gelenk wieder zu gebrauchen. Falls ein Zweifel obwaltet, ob es sich um eine Verstauchung oder um einen Knochenbruch handelt, verfahre man stets wie bei einem Bruche (§ 46ff.).

b) Verrenkungen.

Verrenkungen entstehen im allgemeinen durch Fall, Stoß, Zug, Drehung oder dergl. Eine Verrenkung ist gleich nach der Verletzung zu erkennen:

1. An der veränderten Form der Gelenkgegend. Um dies festzustellen, muß man das kranke Gelenk mit dem gesunden an der an

dern Seite vergleichen. Beim Betasten findet man die Stelle, wo beim gesunden Gelenk der Gelenkkopf sitzt, leer, an einer andern Stelle aber fühlt man den aus der Gelenkkapsel ausgetretenen Teil als feste Vorwölbung.

2. Das verrenkte Glied ist länger oder kürzer als das gesunde.

3. Es steht in unrichtiger Lage fest und kann nicht ohne weiteres in die richtige Lage zurückgebracht werden.

4. Der Kranke kann das Glied gar nicht oder nur sehr wenig bewegen.

Hat man die Verrenkung als solche erkannt, so empfiehlt es sich, den Kranken so bald als möglich einem Arzte zuzuführen, damit von diesem die Einrenkung vorgenommen, d. h. das ausgetretene Knochenende wieder in die Gelenkkapsel und an die richtige Stelle gebracht wird. Man hüte sich davor, unzweckmäßige Einrenkungsversuche, insbesondere unter Anwendung von Gewalt, vorzunehmen; durch solche Versuche kann nur gar zu leicht weiterer Schaden angerichtet werden, auch verursachen sie dem Verletzten heftige, überflüssige Schmerzen. Bis zum Eintritt ärztlicher Hilfe versuche man durch kalte Umschläge, bequeme Lagerung und Unterstützung des verrenkten Gliedes die Schmerzen zu lindern. Bei Schwächeanfällen gebe man Hoffmannstropfen (§ 14) oder ein Glas Portwein.

3. Knochenbrüche.

§ 46.

Erkennung und Behandlung der Knochenbrüche im allgemeinen.

Einen Knochenbruch erkennt man an folgenden Anzeichen:

1. Der Verletzte fühlt an der Bruchstelle einen heftigen Schmerz.

2. Die Form und Stellung des Gliedes sind verändert (s. Abb. 14). Der Knochen zeigt eine Einknickung, das Glied selbst ist meist kürzer als das gesunde, weil die Bruchenden sich gegeneinander verschoben haben.

3. Der Knochen ist an einer Stelle (der Bruchstelle) beweglich, an der von Natur keine Beweglichkeit besteht. Die Feststellung der

Beweglichkeit muß mit größter Vorsicht geschehen; sie ist für den Kranken mit starken Schmerzen verbunden. Oft fühlt man bei der vorsichtigen Bewegung der Knochenenden ein eigentümliches Reiben und Knirschen.

4. Der Verletzte kann das gebrochene Glied nicht gebrauchen.

5. Sehr bald nach der Verletzung stellt sich eine starke, im Laufe des ersten Tages noch zunehmende Schwellung an der Bruchstelle ein. Später entwickelt sich in der Umgebung eine blaurote, darauf gelbgrüne Färbung der Haut.

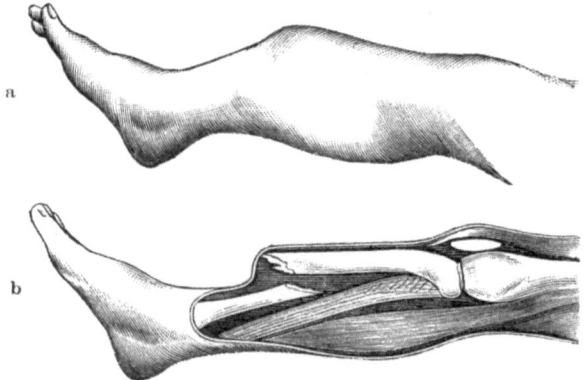

Abbildung 14. **Bruch des Unterschenkels.**
(a von außen gesehen, b innerlich.)

Je länger diese Schwellung bereits besteht, desto schwieriger ist die Erkennung des Bruches und desto leichter eine Verwechslung mit Verstauchung oder Verrenkung, falls der Bruch in der Nähe eines Gelenkes liegt. Von einer Verrenkung unterscheidet sich der Bruch indes dadurch, daß bei ihm die Herstellung der natürlichen Lage und Form des Gliedes durch einfachen Zug für gewöhnlich leicht gelingt, während dies ohne ärztliche Hilfe bei der Verrenkung die größten Schwierigkeiten macht. Andrerseits bleibt die einmal wieder hergestellte richtige Form und Lage eines verrenkten Gliedes bestehen, während bei einem Bruch sofort die frühere unnatürliche Lage wiederkehrt, sobald der Zug aufhört.

Glaubt man eine Verrenkung ausschließen zu können, ohne jedoch darüber sicher zu sein, ob ein Knochenbruch vorliegt oder nicht, so verfahre man immer so, als ob ein Bruch festgestellt sei.

Die Behandlung muß bestehen:
1. in der Einrichtung des gebrochenen Knochens,
2. in der Erhaltung der richtigen Stellung, bis die Bruchenden in richtiger Lage zusammengeheilt sind.

Zur Einrichtung eines Bruchs an den Gliedmaßen umfaßt ein Gehilfe das Glied unterhalb der Bruchstelle und zieht vorsichtig in der Richtung des Gliedes, ein zweiter umfaßt das Glied oberhalb der Bruchstelle und übt den Gegenzug aus, während der Verbindende die Bruchstelle mit beiden Händen umfaßt und darauf achtet, daß die Bruchenden sich aufeinander einstellen und damit der Knochen wieder in die richtige Lage und Länge gebracht wird. Sobald diese Lage wieder hergestellt ist, müssen die beiden Gehilfen den ausgeübten Zug in derselben Stärke so lange anhalten lassen, bis der Verband angelegt ist, der das Glied in seiner richtigen Lage festhalten soll.

§ 47.
Vorbereitung des Verbandes.

Zum Verbande sind nötig:
1. Schienen. Abgesehen von den in der Arzneiausrüstung vorgesehenen Spaltschienen*) kann man Pappschienen verwenden. Aus einem hinreichend großen Stück starker Pappe schneidet man zwei Schienen von solcher Größe, daß sie das gebrochene Glied bis auf einen kleinen Zwischenraum an jeder Seite als eine Art Hülse oder Futteral umschließen können; man weicht die Schienen alsdann in warmem Wasser etwas auf und paßt sie dem entsprechenden Gliede eines ungefähr gleich großen Mannes an, um ihnen die richtige Form zu geben. Eine oder beide Schienen müssen so lang sein, daß sie über die beiden der Bruchstelle oben und unten zunächst liegenden Gelenke hinausragen, damit diese Gelenke ebenfalls ruhig gestellt werden können, um nicht durch Bewegungen eine Verschiebung

---

*) Nur in der Ausrüstung nach Verzeichnis I b der Bekanntmachung des Reichskanzlers vom 3. Juli 1905 vorhanden.

der Knochenenden im Verband herbeizuführen. Hervorspringende Stellen an den Gliedmaßen (Ferse, Knöchel, Ellbogen) sind am besten unbedeckt zu lassen; man schneidet daher entsprechende Löcher in die Schienen. Stets sind solche Stellen vor dem Druck der Schienen durch reichliche Polsterung mit Watte, Werg oder dergl. zu schützen.

Wenn die Haut an der Bruchstelle verletzt ist, so muß, nötigenfalls durch teilweises Ausschneiden der Schienen, dafür gesorgt werden, daß die Wunde von den Schienen nicht überdeckt wird, damit sie stets beobachtet und verbunden werden kann.

Die Pappschienen kann man erforderlichenfalls durch Auflegen von schmalen Streifen Blech oder Holz verstärken. Statt der Pappe kann man auch Blechschienen benutzen oder entsprechend große Holzbrettchen nehmen, die man vorher mit Zeug umwickelt, damit sie nicht drücken.

2. Polsterungsmaterial. Niemals dürfen Schienen auf die bloße Haut oder über die Kleider gelegt werden. Sie sind überall auszupolstern, wo sie auf Knochen zu liegen kommen und die Haut durchscheuern könnten. Besonders ist beim Beine auf die Ferse zu achten, die keinen Druck verträgt. Zur Polsterung braucht man Watte, Werg, Seegras, Heu, Stroh oder dergl.

3. Flanellbinden*) oder Mullbinden. Mit ihnen wird das verletzte Glied vor dem Anlegen der Schienen lose umwickelt.

4. Mehrere leinene Bändchen, etwa zwei Finger breit, mit denen die Schienen nach dem Anlegen zusammengebunden werden.

5. Binden zur endgültigen Befestigung der Schienen in ihrer Lage über dem gebrochenen Gliede.

Nach Beendigung des Verbandes wird, falls der Arm gebrochen ist, dieser in ein großes dreieckiges Verbandtuch so hineingelegt, wie die Abbildung auf dem Tuch zeigt. Falls das Bein gebrochen ist, werden zu dessen beiden Seiten zwei Sandsäcke oder dergl. gelagert, um es in ruhiger Lage zu halten. Als Sandsäcke benutzt man Segeltuchbeutel von dem Umfang und der Länge des Beins und füllt

---

*) Nur in der Ausrüstung nach Verzeichnis I enthalten.

sie mit trockenem Sande. Statt der Sandsäcke kann man auch Kissen, Kleiderbündel oder dergl. benutzen. Das Bein muß so liegen, daß es nicht auf der Ferse aufliegt.

§ 48.
Verfahren bei Einrichtung eines Knochenbruchs und Anlegung des Verbandes.

Ist ein Knochenbruch festgestellt oder auch nur wahrscheinlich, so verfährt man in folgender Weise:

1. Man läßt den Verletzten auf einen mit einer Matratze bedeckten Tisch oder eine ähnliche zweckentsprechende Unterlage legen, in möglichster Nähe des Platzes, an dem der Verletzte später liegen soll.

2. Man befreit den verletzten Körperteil von Kleidungsstücken, indem man diese, wenn nötig, an den Nähten auftrennt oder (bei Schaftstiefeln u. dgl.) aufschneidet.

3. Der verletzte Körperteil wird besichtigt (Vergleich mit der gesunden Seite) und vorsichtig betastet und befühlt. Falls auch die Haut verletzt ist, handle man nach den im § 53 gegebenen Regeln.

4. Sodann ist alles zurechtzulegen, was zur Schienung nötig ist.

5. Man tut gut, mit seinem Gehilfen zuerst an dem entsprechenden Gliede eines Gesunden genau so wie es für den Kranken vorgeschrieben ist, die Einrichtung auszuprobieren und den Verband anzulegen. Hierbei übt man sich und die Gehilfen ein und kann sich von dem zum Versuche dienenden Manne sagen lassen, ob und wo der Verband drückt, ob er zu fest oder zu lose liegt usw.

6. Die Gehilfen haben nun in der in § 47 angegebenen Weise behufs Einrichtung des Bruches Zug und Gegenzug auszuüben, während man selbst dabei auf die Bruchenden achtet.

7. Darauf wickelt man, während die Gehilfen das verletzte Glied in der richtigen Lage festhalten, es von unten nach oben mit einer Binde (am besten mit einer Flanellbinde) lose ein, wobei auf die Bruchstelle selbst vorher ein Bausch Watte gelegt wird.

8. Die vorher gepolsterten Schienen werden unter sorgfältiger Berücksichtigung der vorspringenden Knochenteile, welche

durch Ausschneiden der Schienen und besonders reichliche Polsterung sorgfältig vor Druck zu schützen sind, genau angelegt.

9. Die Schienen werden mit Leinenbändchen festgebunden; ein Bändchen muß dicht unterhalb, ein anderes dicht oberhalb der Bruchstelle liegen. Die Bänder dürfen nur so fest angezogen werden, daß sie die Schienen gut aneinander halten, nicht aber die Adern des verletzten Gliedes zusammenschnüren.

10. Der ganze Schienenverband ist mit Binden bis über die beiden dem Bruche zunächst liegenden Gelenke einzuwickeln. Die Finger oder Zehen sollen mindestens zur Hälfte aus dem Verbande hervorragen, damit man an ihnen erkennen kann, ob der Verband zu fest liegt. Werden sie kalt und bläulich, schwellen sie an oder macht sich ein Gefühl der Taubheit und des Kribbelns oder Schmerz bemerkbar, so muß der Verband abgenommen und nochmals angelegt werden.

11. Wenn der Verband fertig ist, können die Gehilfen ganz allmählich mit Zug und Gegenzug nachlassen und das verletzte Glied niederlegen.

12. Der Verletzte wird nunmehr nach seiner Lagerstätte übergeführt. Es ist am zweckmäßigsten, den Mann mitsamt der Matratze, auf der er während des Verbindens gelegen hat, zu transportieren und ihn auch weiter auf ihr zu lagern, weil dadurch Bewegungen des verletzten Teils am leichtesten vermieden werden.

13. Der Kranke ist so zu lagern, daß der verletzte Körperteil sich an der freien Seite der Koje befindet. Damit das verletzte Glied ganz ruhig liegt, ist es durch Kissen, Sandsäcke, Kleiderbündel, Decken usw. zu stützen, auch ist es etwas hochzulagern. An der Decke bringe man ein Tau mit einem Griffholz so an, daß der Mann mit dessen Hilfe sich nötigenfalls etwas aufrichten kann.

14. Im Laufe der nächsten Stunden sehe man wiederholt nach, ob der Verband gut sitzt oder ob die Finger oder die Zehen geschwollen, blau, steif oder kalt geworden sind, das Gefühl verloren haben oder schmerzen und ob der Verband an einer Stelle zu sehr drückt. Nötigenfalls muß der Verband abgenommen und nochmals angelegt werden.

15. Es wird täglich von neuem nachgesehen, ob der Verband noch gut liegt. Wenn er sich gelockert hat, muß die Binde über den Schienen abgenommen und von neuem angelegt werden, nachdem nötigenfalls vorher die Leinenbändchen etwas fester angezogen worden sind. Wenn die Lockerung so stark war, daß die Schienen sich aus ihrer richtigen Lage verschoben haben, ist der ganze Verband von neuem anzulegen, während von den Gehilfen, wie früher, Zug und Gegenzug ausgeübt werden und man selbst darauf achtet, daß die Bruchenden in der richtigen Stellung bleiben.

16. Das gebrochene Glied bleibt so lange im Verbande, bis die Bruchstücke wieder gehörig zusammengewachsen sind.

4. Erste Behandlung der einzelnen Knochenbrüche.

§ 49.
Schädelbruch.

Durch Schlag oder durch einen Fall auf den Kopf oder die Füße kann ein Schädelbruch herbeigeführt werden, selbst ohne daß äußerlich eine Verletzung festzustellen ist; vielmehr sind bald danach eintretende Benommenheit und Erbrechen, Zuckungen in den Gliedern, insbesondere aber Blutungen aus einem Ohr, aus dem Munde oder aus der Nase die gewöhnlichen Zeichen.

Die Behandlung des Verunglückten kann lediglich in ruhiger Lagerung mit etwas erhöhtem Kopf und gleichzeitigen kalten Umschlägen auf den Kopf bestehen. Da Schädelbrüche sehr gefährliche, oft tödliche Verletzungen sind, ist schleunige ärztliche Hilfe nötig.

§ 50.
Brüche der Rippen, des Schlüsselbeins, der Wirbelsäule.

a) Bruch der Rippen entsteht durch Stoß oder Fall, auch bei Quetschung oder Zusammenpressung des Brustkorbs durch Maschinen oder Triebwerke (z. B. beim Aufwinden der Stahltrossen an Bord). Das häufigste Zeichen des Rippenbruchs ist heftiger Schmerz an der Bruchstelle beim Atmen, Husten, Niesen. Oft handelt es sich nur um eine Einknickung, nicht um völligen Bruch des

Knochens. Die Verschiebung der Bruchstücke ist meist gering, doch kann bisweilen die Lunge verletzt werden, so daß Blut ausgehustet wird.

Zur Behandlung umwickelt man den Brustkorb mit einem stramm und faltenlos umgelegten Handtuch, das mit Sicherheitsnadeln befestigt wird, später genügen einige Streifen Heftpflaster über der Bruchstelle. Wenn Blut ausgehustet wird, muß strenge Bettruhe eingehalten werden. Bisweilen macht ein Rippenbruch so wenig Beschwerden, daß er kaum bemerkt wird.

b) Bruch des Schlüsselbeins kommt oft vor und ist ziemlich leicht aus der veränderten Gestalt des Knochens zu erkennen. Die Schulter der verletzten Seite steht außerdem tiefer, der Verletzte kann den Arm nicht heben.

Der Bruch ist leicht einzurichten, doch weichen die Knochenenden sehr bald wieder voneinander. Deshalb heilen sehr oft die Schlüsselbeinbrüche in falscher Stellung; gleichwohl machen hier derartige unvollkommene Wiederherstellungen des natürlichen Zustandes meist keine Beschwerden.

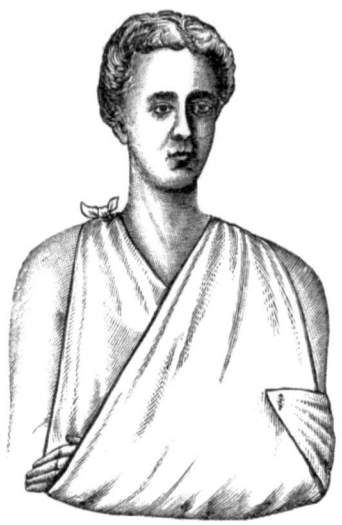

Abbildung 15. Armtragstuch.
(Dreieckiges Tuch.)

Zur Behandlung schiebe man einen faustgroßen Wattebausch in die Achselhöhle der verletzten Seite und lege den Arm in ein großes Verbandtuch (s. Abb. 15), welches im Nacken so kurz geknüpft werden muß, daß die Schulter der verletzten Seite gehoben wird; zugleich sucht man den Arm noch dadurch an die Brust heranzuziehen, daß man mit einem breiten Tuch Arm und Brust verbindet.

c) Bruch der Wirbelsäule entsteht meist durch Fall aus der Höhe oder beim Aufschlagen des Rückens auf kantige Gegenstände,

z. B. die Bootskante. Derartige Brüche sind stets sehr lebensgefährlich und verraten sich oft sofort durch Lähmungen ganzer Körperteile, da meist Nerven des Rückenmarkes oder dieses selbst bei dem Unfall mitverletzt sind. Der Kranke ist in flacher Rückenlage ruhig zu lagern und nötigenfalls zu verbinden. Ärztliche Hilfe ist möglichst bald aufzusuchen.

§ 51.
Brüche an den oberen Gliedmaßen.

a) Oberarm.

Der Bruch des Oberarmes ist ziemlich häufig. Der Zug ist an der oberen Hälfte des rechtwinklig gebeugten Unterarmes, der Gegenzug an der Schulter und der oberen Hälfte der Brust durch Einlegen der einen Hand in die Achselhöhle auszuüben.

Sitzt der Bruch mehr nach der Schulter als nach dem Ellbogen zu, so wird aus drei dünnen

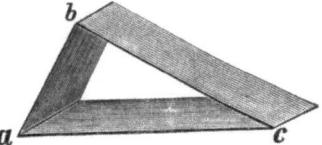

Abbildung 16. Triangel.

Brettchen, welche etwas breiter sein müssen, als der Arm dick ist, ein Dreieck (Abb. 16) gezimmert, dessen Seite a b etwas kürzer als der Oberarm, dessen Seite b c so lang wie der Unterarm und die halbe Hand, und dessen Winkel bei b einem rechten gleich sein muß. Dies Dreieck (Triangel) wird rund herum mit einem dünnen Kissen aus Leinwand und Watte bedeckt und beides fest verbunden. Dann wird das Ganze an dem gesunden Arm anprobiert und unter sorgfältiger Polsterung genau passend gemacht. Darauf kommt es an die kranke Seite. An der Außenseite des Ober- und Unterarmes wird je eine mit Watte gepolsterte Spaltschiene oder eine andere passende Schiene aufgelegt und das Ganze nunmehr durch Bänder und Binden befestigt (s. Abb. 17). Bei Brüchen, die in der Mitte des Oberarmes oder mehr nach dem Ellbogen zu gelegen sind, kommt man gewöhnlich mit 2 oder 3 durch Blechstreifen oder Holzleisten zu verstärkenden Pappschienen oder dergl. aus, von welchen die Hinterschiene über das gebeugte Ellbogengelenk hinüberfaſſen muß. Die Seitenſchienen oder die eine Vorderſchiene brauchen nur dann über den für dieſen Fall ſtark ausgepolſterten und rechtwinklig gebeugten Ellbogen hinwegzugehen, wenn der Bruch ſehr tief ſitzt. Das Schultergelenk bleibt frei. Nach dem Verbande kommt der Arm in ein dreieckiges Tuch. — Handelt es ſich um einen Bruch mit gleichzeitiger Hautverletzung, oder kann die richtige Stellung der Bruchenden mit den Schienen nicht erreicht werden oder ſitzt der Bruch ſehr nahe am Ellbogengelenk, ſo tut man beſſer, das oben beſchriebene Dreieck auch hier anzuwenden.

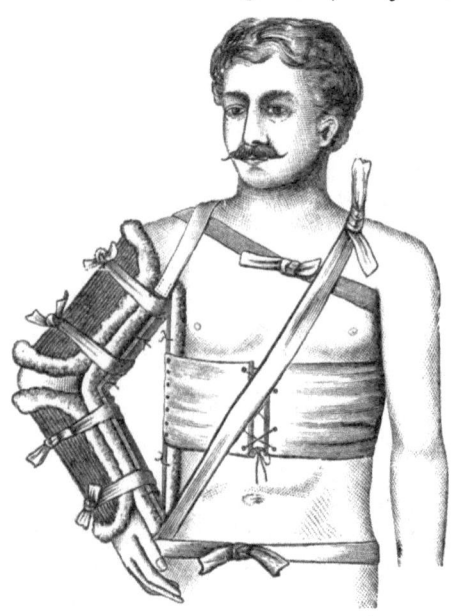

Abbildung 17.
Verband beim Bruch des Oberarms.

b) **Unterarm, Speiche, Finger.**

Iſt der Bruch des Unterarmes etwa in der Mitte erfolgt, ſo ſind meiſtens beide Knochen (Elle und Speiche) gebrochen. Der Verband muß auch hier bei rechtwinklig gebeugten Ellbogen angelegt werden, wobei der Verletzte am beſten ſich hinſetzt. Ein Gehilfe zieht am Oberarm, der Gegenzug wird an der Hand ausgeübt; dabei ſoll der Daumen des Verletzten ganz nach außen gerichtet ſein, ſo daß der Verletzte in die Hohlhand des gebrochenen Armes hineinſehen kann. Derjenige, der den Verband anlegt, hat dann vor allem darauf zu achten, daß die Bruchenden ſich in der richtigen Stellung befinden; er fühlt deshalb mit den Fingern nach der Lage der Knochen.

Zum Verbande sind zwei Schienen, eine längere auf der Rückseite und eine kürzere auf der Vorderseite des Armes nötig; die längere reicht über den gebeugten Ellbogen nach oben bis auf die Rückseite des Oberarmes, nach unten bis auf die Hand, die andere kürzere kommt auf die Vorderseite des Unterarmes von der Ellbogenbeuge bis zum Ansatz der Finger. Die Schienen dürfen nicht zu schmal und müssen stark gepolstert sein, sie dürfen nicht zu fest liegen. Der Arm wird dann in ein Verbandtuch gelegt. Zu achten ist darauf, daß die Finger im Verbande beweglich bleiben.

Durch Fall auf die ausgestreckte Hand, wenn jemand bei Glatteis, auf schlüpfrigem Boden, nassem Deck usw. ausgleitet, entsteht häufig ein Bruch des unteren Teiles der Speiche, d. h. des an der Daumenseite liegenden Unterarmknochens. Der äußere Anblick eines in dieser Weise gebrochenen Armes wird durch Abbildung 18 veranschaulicht.

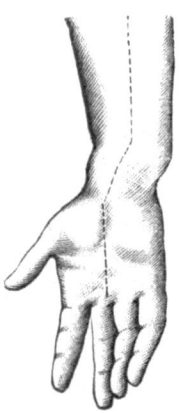

Abbildung 18.
Bruch der Speiche.

Bei der Anlage des Verbandes muß der Kranke sitzen. Der im Ellbogen gebeugte Oberarm wird etwas von der Brust abgehoben, der Daumen zeigt nach oben. Während der Oberarm von einem Gehilfen umfaßt wird, zieht man an der Hand (wobei die Hand zugleich etwas nach der Kleinfingerseite gebogen wird) vorsichtig, aber mit der nötigen Stärke, um die Verschiebung der Bruchenden wieder auszugleichen. Wenn die Einrichtung gelungen ist, muß die in der Abb. 17 sichtbare Einknickung des Unterarmes verschwunden sein. Während die Hand und der Arm genau in dieser Stellung festzuhalten sind, werden die Schienen angelegt. Eine, wenn möglich, mit Blechstreifen verstärkte, über den Ellbogen hinaufreichende, gut gepolsterte Pappschiene oder dergl. kommt auf die Rückseite, eine andere auf die Hohlhandseite des Unterarmes, beide reichen nach unten bis zum Ansatze der Finger. Der Arm wird alsdann in ein dreieckiges Verbandtuch so hineingelegt, daß der Daumen schräg nach oben zeigt und der Verletzte auf den Handrücken der flach an der Brust liegenden Hand sehen kann. Täglich soll der Verletzte die Finger im Verbande etwas bewegen.

Gebrochene Finger werden nach der Einrichtung auf einer kleinen gepolsterten Holzschiene mit Heftpflasterstreifen befestigt.

§ 52.
Brüche an den unteren Gliedmaßen.

a) Oberschenkel.

Der Oberschenkelbruch kann, wenn er hoch sitzt, mit einer Verrenkung verwechselt werden. Man erkennt ihn besonders daran, daß das Bein der verletzten Seite nach außen gedreht ist, wenn der Verletzte liegt; auch ist die Verkürzung des Beines meist sehr deutlich.

Nach der nebenstehenden Abb. 19 ist eine doppelt geneigte Ebene anzufertigen; die Seite b c muß so lang sein wie der gesunde Oberschenkel des Verletzten (ungefähr 30 cm), a c länger als der Unterschenkel (ungefähr 50 cm) und b d etwa 60 cm. Die Breite von a c und b c sei 22 cm, b d indessen der festeren Stellung wegen breiter. Während diese schiefe Ebene angefertigt wird, läßt man einen Kissenbezug nähen und mit Watte, Werg, Seegras oder dergl. stopfen. Das Kissen muß so lang wie das gesunde Bein und breiter als die Bretter a c und b c sein, damit es auf ihnen eine weiche, rinnenförmige Unterlage für das Bein bildet. Die Kante bei c, auf welche die Kniekehle zu liegen kommt, ist besonders gut zu polstern. Dann wird das Kissen auf die schiefe Ebene gelegt. Die beiden großen Endstäbe der schiefen Ebene werden durch eine Binde in ihrer ganzen Länge verbunden (s. Abb. 20) und die zum Befestigen der Schienen (s. weiter unten) nötigen Tücher oder Bindenstücke auf das Kissen gelegt. Man fertigt sich nunmehr aus Pappe, Holz oder dergl. nach dem Maße des gesunden Beines drei schmale Schienen, welche die Bruchstellen von vorn und von den Seiten umfassen sollen, und polstert sie.

Bei der nun folgenden Einrichtung des Bruches übt der eine Gehilfe einen kräftigen Zug an der Ferse des gebrochenen Beines

— 73 —

aus, indem er dieses gleichzeitig hebt. Der Gegenzug wird von einem am Kopfende des Verletzten stehenden zweiten Gehilfen an einem zwischen den Beinen des Verletzten durchgeführten Handtuch oder Bettuch bewirkt. Während der den Verband Anlegende die Bruch-

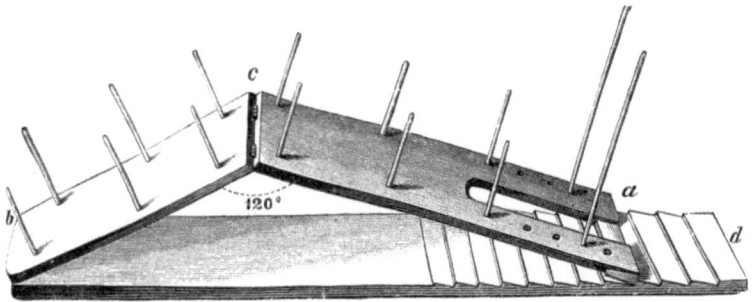

Abbildung 19. Doppelt geneigte Ebene zur Lagerung des Beins.

stelle sanft mit den beiden Händen umfaßt, wird von einem dritten Gehilfen die vorher zurechtgemachte schiefe Ebene untergeschoben, der Oberschenkel unter stetigem vorsichtigen Zuge darauf gelagert,

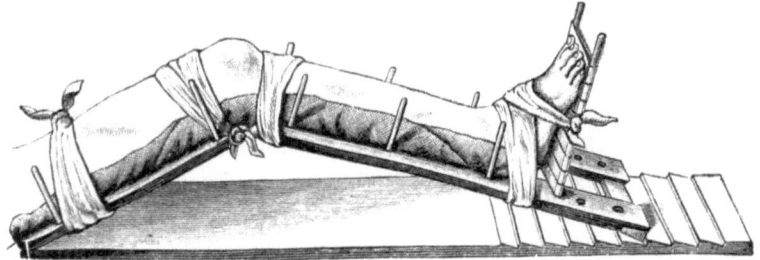

Abbildung 20. Lagerung des Beins auf der doppelt geneigten Ebene.

dann das Knie gebeugt und der Unterschenkel niedergelegt. Hierauf werden die oben erwähnten Schienen an den Unterschenkel angelegt und mittels der schon vorher (s. oben) auf das Kissen gelegten dreieckigen Tücher befestigt. Dann wird das ganze Bein und der Fuß auf der schiefen Ebene festgebunden. Der Fuß muß so befestigt werben, daß er zu seiner Unterlage senkrecht steht. Vor allem ist darauf zu achten, daß die große Zehe gerade nach oben, nicht nach unten zeigt (s. Abb. 20). Die besondere Sorgfalt, mit der die Ferse vor Druck zu schützen ist, wurde schon oben erwähnt. Im allgemeinen soll der Winkel bei c (s. Abb. 19) ungefähr 120° betragen.

Eine besondere Belästigung bietet für die Kranken und Verletzten, die dauernde Bettruhe beobachten müssen, die Verrichtung der Notdurft. Hat man kein für diesen Zweck besonders bestimmtes Gerät (Steckbecken) an Bord, wie wohl in den meisten Fällen, so muß man irgendein flaches Gefäß, das man unter den im Bette Liegenden schieben kann, zu Hilfe nehmen. Für täglichen Stuhlgang ist zu sorgen, nötigenfalls durch Rizinusöl oder Bittersalz. Leuten, die an täglichen Genuß geistiger Getränke gewöhnt sind, gibt man am besten täglich einen Teil der gewohnten Menge weiter.

b) Unterschenkel, Knöchel, Kniescheibe.

Bruch des Unterschenkels. Da die Knochen des Unterschenkels teilweise nur von der Haut bedeckt sind, ist bei einem Bruch dieser Knochen stets die Gefahr vorhanden, daß die Bruchenden die Haut durchbohren. Daher muß bei Behandlung dieser Brüche mit besonderer Vorsicht vorgegangen werden. Bei der schon erwähnten oberflächlichen Lage besonders des Schienbeins ist ein Bruch des Unterschenkels oberhalb der Fußknöchel meist leicht zu erkennen, wenn Schienbein und Wadenbein gebrochen sind (s. Abb. 14). Außer einer sorgfältigen Einrichtung der Bruchenden, wobei der Zug am Fuße, der Gegenzug am Oberschenkel auszuüben sind, ist auf eine gute Lage des Schienenverbandes besonders zu achten. Bei Verwendung von Pappschienen sind diese möglichst durch Blech- oder Holzstreifen zu verstärken. Damit der Fuß nicht durch seine eigene Schwere nach außen fällt, wird ferner eine gut gepolsterte Holzschiene (Latte) von der Mitte des Oberschenkels bis über die Fußsohle an der Innenseite des Beines angelegt. Diese Latte muß am Fußende mit einem nach Art eines Winkelmaßes aufgenagelten Querholz von der Länge des Fußes versehen sein. Mittels dreieckiger Tücher wird die Latte dann so an die Innenseite des Beines angebunben, daß das Querholz, welches gleichfalls gut zu polstern ist, neben dem inneren Fußrande gerade nach oben sieht. Dann wird der Fuß an diesem mit einem Tuch so befestigt, daß er rechtwinklig zum Unterschenkel steht und die Zehen gerade nach oben gerichtet sind. Durch nebengelegte Kissen, Sandsäcke usw. ist das Bein in dieser Lage zu erhalten. Um durch die Bettdecke keine Verschiebung des Beines zu erzeugen, kann man Faßreifen in der Mitte zerschneiden und mit dünnen Holzleisten seitlich verbinden, so daß eine Art von Gewölbe entsteht, auf dem die Bettdecke liegt, während das Bein darunter gelagert ist. Statt der Faßreifen kann man auch starken Draht oder Blechstreifen verwenden.

Knöchelbrüche entstehen oft beim Umknicken des Fußes und beim Ausgleiten auf glattem Boden. Entweder sind beide Knöchel gebrochen oder nur der äußere oder der innere. Bald nach dem Bruch schwillt die Gegend des Fußgelenkes meist stark an und wird sehr schmerzhaft. Der Fuß ist mehr oder weniger nach außen gedreht, bei Bewegungen fühlt man oft das Knirschen der Knochenenden. Ist man nicht ganz sicher, ob es sich um eine Verstauchung, die oft auch starke Schmerzen und Anschwellung verursacht, oder um einen Bruch handelt, so verfahre man stets wie bei einem Bruch. Es ist sehr wichtig, daß in der Behandlung gerade dieser Verletzung kein Fehler gemacht wird, denn eine in falscher Stellung erfolgte Heilung kann dauernde schwere Störungen des Gehens und Stehens zurücklassen. Es muß eine besondere Verbandschiene angefertigt werden, die aus zwei von der Mitte des Oberschenkels bis zum Fußende reichenden Seitenschienen von etwa 10 cm Breite (Holzlatten) und einem diese beiden am unteren Ende quer verbindenden Brettchen von der Länge des Fußes bei einer Breite von etwa 13 cm bestehen soll. Gegen dies Brettchen soll der Fuß angestützt werden; es muß jedenfalls so breit sein, daß beim Anlegen der ganzen Schiene noch zwischen Knöchel und Seitenschiene genügend Raum zu reichlicher Polsterung bleibt, um jeden Druck auf die Knöchel zu verhüten. Die Einrichtung geschieht in der Weise, daß ein Gehülfe das Bein unterhalb des Knies festhält und man nunmehr mit sanftem, aber mit genügend kräftigem Zuge den Fuß in seine richtige Stellung zurückbringt. Hierbei ist besonders darauf zu achten, daß durch vorsichtige Drehung des Fußes auch die Fußsohle wieder in ihre natürliche Lage (so, daß das Fußgewölbe zum Ausdruck kommt) zurückgelangt und daß die Zehen gerade nach oben gerichtet sind. Der Fuß ist nunmehr in seiner richtigen Stellung mit Hilfe des Schienenverbands festzuhalten. Zu diesem Zwecke werden zunächst die gepolsterten Seitenschienen angelegt und mit Hilfe von Leinenbändchen am Ober- und Unterschenkel festgebunden, während der Fuß fortdauernd von einem Gehilfen in der richtigen Stellung gehalten wird. Darauf wird der Fuß an dem Fußbrett der Schiene mit einer Binde befestigt. Damit der Fuß nicht wieder in eine fehlerhafte Stellung zurückweicht, sind die Lücken zwischen dem Fußgelenk und der Seitenschiene, sowie das am innern Fußrande natürlicherweise vorhandene Fußgewölbe mit Watte, Werg oder dergl. gut auszustopfen. Durch Binden oder Tücher kann dann der ganze Schienenverband am Bein noch mehr befestigt werden. Durch daneben gelegte Kissen, Sandsäcke, Decken und dergl. ist das Bein in seiner Lage zu erhalten; die Fersengegend ist durch Unterlegen eines Wattebausches oder einer anderen Polsterung vor dem Durchliegen zu schützen.

Die Brüche der **Kniescheibe** verlaufen gewöhnlich quer und sind daran zu erkennen, daß die Bruchstücke stark voneinander abstehen und daher auf dem Knie eine Querfurche vorhanden ist, die am gesunden Knie nicht zu sehen ist. Der Verletzte kann das Bein zum Gehen nicht mehr gebrauchen. Der Kniescheibenbruch erfordert eine langwierige und sorgfältige Behandlung, da die Knochenstücke oft schwer zur Verwachsung zu bringen sind. Solange der Verletzte an Bord ist, muß er mit hochliegendem ausgestreckten Beine gelagert werden, damit die Bruchstücke sich einander wieder nähern. Auf die Unterseite des Beines kommt eine gut gepolsterte Schiene, die von der Mitte des Oberschenkels bis zur Mitte des Unterschenkels reicht; sie wird mit Tüchern oder Binden befestigt. Da meist in der ersten Zeit eine Entzündung des Kniegelenkes hinzutritt, sind kalte Umschläge auf das Knie zu machen, sobald es geschwollen und gerötet ist und sich heiß anfühlt. Die beschriebene Lage des Beines ist für den Verletzten auf die Dauer sehr lästig, muß jedoch ertragen werden, um ein Auseinandertreten der Bruchstücke zu vermeiden.

§ 53.

Beispiel für einen offenen Knochenbruch (Bruch des Unterschenkels mit Hautzerreißung)*).

Nachdem Stiefel und Hose des verletzten Beines durch Aufschneiden in der Naht entfernt worden sind, findet man bei der Untersuchung einen Knochenbruch des Unterschenkels, bei dem das eine spitze Bruchstück die darüber liegende Haut durchbohrt hat.

1. In Anbetracht der Wunde werden sofort 2—3 Liter Kresolwundwasser (§ 14) angefertigt und ein darin eingetauchtes Stück Verbandmull auf die Wunde gelegt, nachdem man sich selbst vorher die Hände in der bei der Wundbehandlung (§ 34) geschilderten Weise gesäubert und für Verbandmaterial usw. gesorgt hat. Der Verletzte ist unterdessen auf einen mit seiner Bettmatratze oder einen mit einer ähnlichen Unterlage bedeckten Tisch oder dergl. gelegt worden, am besten frei auf dem Oberdeck, wobei überflüssige Zuschauer zu entfernen sind.

2. Nachdem man 2 Schalen mit dem Kresolwundwasser gefüllt und in die eine die nötigen Instrumente (Schere, Seidenfäden, Mulläppchen) gelegt hat, reinigt man sich nochmals gründlich die Hände und spült sie in der zweiten Schale, die nur für die Hände bestimmt ist, ab.

3. Darauf wird der verletzte Unterschenkel rasiert und das ganze Bein mit Wasser und Seife und darauf mit Kresolwundwasser abgewaschen, indem man mehrere Wattebäusche in die für die Hände bestimmte Schale mit Kresolwundwasser eintaucht und damit das Bein abreibt. Dabei ist darauf zu achten, daß Waschwasser oder Seife nicht in die Wunde gelangen.

4. Nunmehr wird, nachdem die Hände nochmals in der Schale mit Kresolwundwasser gründlich abgespült sind, weil sie durch das Anfassen des Beines, des Rasiermessers usw. verunreinigt waren,

---

*) Nur an Bord der nach Verzeichnis 1b der Bekanntmachung des Reichskanzlers vom 3. Juli 1905 ausgerüsteten Fahrzeuge ausführbar.

die Wunde selbst behandelt. Lose Knochensplitter in der Wunde sind mit der Pinzette zu entfernen; mit Wattebäuschchen, die man in die erste (für die Instrumente bestimmte) Schale taucht und über der Wunde ausdrückt, wird die Wunde abgespült. Wenn spritzende Blutgefäße (Schlagadern) in der Wunde bluten, müssen sie aufgesucht und unterbunden werden (§ 39). Die Wunde wird dann wieder mit einem Stück Mull bedeckt, das ganz frisch mit gereinigten Händen aus einem Päckchen entnommen sein muß.

5. Darauf ist der Schienenverband vorzubereiten. Sind die dafür nötigen Schienen usw. zurechtgelegt, so reinigt sich der die Wunde Behandelnde wiederum die Hände und versucht dann, während zwei Gehilfen vorsichtig und langsam Zug und Gegenzug ausüben, die Einrichtung des Bruches.

6. Wenn die Einrichtung gelungen ist, stellt man die meist wieder eingetretene Blutung durch sanftes Aufdrücken eines oder mehrerer Mullbäuschchen (Tupfer), die vorher in Kresolwundwasser der ersten Schale getaucht sind. Darauf werden die Ränder der Wunde möglichst glatt aneinandergefügt, etwas gelbes Wundpulver aufgestreut und ein Verband aus Mull, Watte und Binde in der vorgeschriebenen Weise angelegt. Genäht werden darf die Wunde nicht.

7. Es folgt nunmehr die regelrechte Anlage des Schienenverbandes wie bei einem einfachen Knochenbruch, aber unter Freilassung der Wundgegend.

Da ein offener Knochenbruch eine lebensgefährliche Verletzung bildet, ist nach Anlegung des ersten Verbandes alsbald ärztliche Hilfe aufzusuchen.

Alle Knochenbrüche erfordern zu ihrer Heilung eine Zeit von mehreren Wochen; daher ist in jedem Falle der Verletzte baldigst an Land zu bringen. Von der richtigen Anlegung des ersten Verbandes hängt oft das ganze weitere Schicksal des Verletzten ab.

C. Einige wichtige äußere Erkrankungen und ihre erste Behandlung.

§ 54.
Fingerentzündung (Fingergeschwür).

Das Fingergeschwür entwickelt sich vornehmlich aus kleinen Riß- oder Stichwunden, wie sie während der Arbeit an Bord häufig durch brüchige und rostige Stahltrossen, durch Fischstacheln (Ohrbein der Schollen, Rückenstacheln des Petermann), beim Ausnehmen der Fische durch die Fischmesser und dgl. erzeugt werden. Mit dem in die Haut sich einbohrenden spitzen Draht oder Stachel oder durch das Fischmesser werden zugleich Eiterungserreger, die sich immer auf der Haut der Hände und an den verwundenden Gegenständen befinden, in die Wunde gebracht; oft gelangen sie allerdings erst hinterher bei schmutziger Arbeit hinein. Da die Wunde selbst meist klein und unbedeutend ist, wird sie in der Regel vernachlässigt, und die Eiterungserreger haben Zeit, sich in der Tiefe zu vermehren und eine Entzündung zu erzeugen. Nach 1—3 Tagen pflegt dann der erste Beginn dieser Entzündung sich durch Anschwellung und starken Schmerz der verletzten Stelle zu verraten. Oft sieht man in der Mitte der geröteten und geschwollenen Hautstelle ein gelbes oder schwarzes Pünktchen, das den ursprünglichen Ausgangspunkt der Entzündung darstellt und in dem oft noch eine abgebrochene Fischgräte oder dgl. steckt. Die Schmerzen nehmen bis zur Unerträglichkeit zu, wobei ein Gefühl des Klopfens und Hämmerns in der entzündeten Stelle empfunden wird. Zugleich schreitet nunmehr, falls keine richtige Behandlung stattfindet, die Entzündung weiter fort, es entwickelt sich auf der Haut des Fingers ein roter Streifen, der sich von der Hand auf die Haut des Armes fortsetzt; die Drüsen in der Achselhöhle der kranken Seite schwellen an und schmerzen, und Fieber, Kopfweh, allgemeines Unwohlsein stellen sich ein. Unter der gespannten und entzündeten Haut an der ursprünglich verletzten Stelle hat sich Eiter gebildet, der nach einiger Zeit die Haut durchbricht und sich teilweise nach außen entleert. Da jedoch die Eiterung nach längerem Bestehen der Entzündung auf benachbarte Teile des Fingers und der Hand überzugreifen pflegt, so schließen sich die durch den Durchbruch des Eiters gebildeten Öffnungen sobald nicht wieder, und es kommt zur Bildung eines fortdauernd eiternden Fingergeschwürs, das schließlich zum Verluste des Fingerglieds oder des ganzen Fingers führt, falls auch der Knochen von der Eiterung ergriffen wird und abstirbt. In schwereren Fällen, wenn die Eiterung sich auf die Hand und den Arm fortgesetzt hat, bilden sich zahlreiche Durchbruchstellen des Eiters, und es erfolgt schließlich der Tod durch allgemeine Blutvergiftung, wenn nicht vorher durch die vom Arzte herbeigeführte Trennung der Hand oder des Armes vom Körper das bedrohte Leben noch gerettet werden kann. Oft entwickeln sich diese schweren Folgezustände innerhalb kürzester Zeit (in 1—2 Tagen), so daß es nicht erst zu einer Eiterung kommt, sondern der Verletzte schon vorher an Blutvergiftung zugrunde geht. Häufig bleibt Steifheit oder Verkrüppelung einzelner Finger oder der ganzen Hand zurück, wenn es schließlich gelungen ist, die Eiterung zu unterdrücken.

Durch eine rechtzeitige Behandlung kann das Fingergeschwür ganz verhütet oder wenigstens rasch zur Heilung gebracht werden. Vor allem ist eine sachgemäße Behandlung auch der kleinsten Verletzungen an den Fingern und Händen während der Arbeit nötig. Der Schiffsführer sollte daher seine Mannschaft häufig darauf hinweisen, daß sie derartige kleine Verletzungen nicht vernachlässigen darf, weil sonst schwere Folgen für die Gesundheit und Arbeitsfähigkeit des Verletzten daraus entstehen können.

Auch die kleinste Hand- oder Fingerverletzung ist sofort zu reinigen, indem man die Hand gründlich mit Seife und warmem Wasser wäscht, bei größeren Wunden in Kresolwundwasser (§ 14). die Wunde noch besonders abspült und nachher verbindet. Bei kleineren Wunden genügt nach der Reinigung ein Heftpflasterstreifen, der aber lang genug sein muß, um auf der vorher mit einem reinen Handtuch abgetrockneten Haut festzuhaften. Bei größeren Wunden ist ein regelrechter Verband anzulegen, und der Verletzte darf bis zur Heilung nicht wieder an die Arbeit gehen, besonders nicht, falls bei der Art der Arbeit eine Durchnässung des Verbandes und damit eine neue Verschmutzung der Wunde nicht zu vermeiden ist.

Wenn es bereits zu einer Entzündung der oben beschriebenen Art gekommen ist, reinige man den Finger gründlich mit warmem Wasser und Seife, lasse ihn $1/2$ Stunde lang in warmem Seifenwasser baden und darauf mit Kresolwundwasser (§ 14) abspülen. In eine Schale mit Kresolwundwasser hat man inzwischen ein Messer aus der Verbandtasche*) der Arzneikiste gelegt und selbst vorher seine Hände in der bei der Wundbehandlung vorgeschriebenen Weise gereinigt. Man sucht darauf an dem entzündeten Finger die am meisten schmerzende Stelle festzustellen und schneidet dort mit einem einzigen kräftigen Schnitt so tief ein, daß der meist in der Tiefe angesammelte Eiter zutage tritt. Stets muß der Schnitt in der Längsrichtung des Fingers geführt werden, niemals quer. Die Länge des Schnittes muß mindestens 2—3 cm betragen. Da die Haut der Finger oft sehr hart und schwielig ist, muß darauf geachtet werden, daß das Messer die Haut ganz durchtrennt und wirklich bis in die Tiefe dringt. Es ist nicht nötig, daß in jedem Falle bereits Eiter gefunden wird; oft ist es zu einer Entwicklung des Eiters noch nicht gekommen. In diesem Falle wird bisweilen durch rechtzeitige Öffnung mit dem Messer die Eiterung sogar verhütet. Jedes nachträgliche Quetschen und Pressen, um den Eiter herauszudrücken, ist zu unterlassen. Man läßt die Schnittwunde eine Weile ausbluten, spült mit Kresolwundwasser gründlich aus und verbindet mit Mull und Watte. Der Arm und die Hand werden darauf so in ein dreieckiges Verbandtuch gelegt, daß die Hand höher liegt als der Ellbogen. Das Messer ist nach jedem Gebrauch in Kresolwundwasser abzuwaschen (falls es ganz aus Metall besteht, in siedendem Wasser 5 Minuten lang auszukochen) und dann mit reiner Watte trocken zu reiben. Täglich wird der Verband erneuert, die Wunde ausgespült. Durch vorsichtiges Streichen der Haut des Fingers überzeugt man sich, ob aus der Tiefe in der Umgebung neuer Eiter hervortritt. Falls die Eiterung andauert, muß man den Schnitt

---

*) Nur in der Ausrüstung nach Verzeichnis I b der Bekanntmachung des Reichskanzlers vom 3. Juli 1905 enthalten.

nach der Richtung, aus der der Eiter kommt, verlängern, um alle eiternden Stellen freizulegen. Es kann in jedem Falle nie zu früh, aber sehr oft zu spät geschnitten werden, deshalb ist eine möglichst frühzeitige Öffnung eiternder Fingerentzündungen stets das richtigste. Man soll daher die Zeit nicht damit verlieren, zu warten, bis das Geschwür „reif" ist, oder gar durch Auflegen von Hamburger Pflaster, Speck oder ähnlichen nutzlosen Mitteln das Einschneiden umgehen wollen, da durch derartige Behandlung meist nur Schaden angerichtet wird.

Da die Fingerentzündung überaus schmerzhaft ist und der Kranke jede Berührung fürchtet, ist es am besten, den Arm und die Hand durch einen Gehilfen halten zu lassen, während man den Schnitt macht. Bei richtig gemachtem Einschnitt pflegen die Schmerzen in kurzer Zeit zu verschwinden, besonders nachdem der Verband angelegt ist. Neu auftretende Schmerzen mit dem Gefühl des Klopfens und Hitze deuten stets auf neue Entwicklung von Eiter an einer noch nicht eröffneten Stelle.

Alte vernachlässigte Fingergeschwüre mit einer oder mehreren Durchbruchsstellen werden am besten täglich in warmem Seifenwasser gebadet und, nachdem sie mit Kresolwundwasser ausgespült sind, verbunden. Wenn die Eiterung von der Ursprungsstelle unter der Haut fortkriecht, ist ärztliche Hilfe nötig.

§ 55.
Blutschwär, Schweinsbeule (Furunkel).

Schweinsbeulen kommen hauptsächlich im Nacken und am Gesäß vor, finden sich jedoch auch an Armen, Beinen, im Gesicht oder auf dem Rücken. Sie zeigen sich als sehr schmerzhafte, wie feste Knoten in der Haut liegende, gerötete Anschwellungen mit einem oder mehreren gelben Pünktchen in der Mitte, aus denen sich später ein gelber Pfropf ausstößt. Bei kleineren Beulen kann man durch warme Umschläge (§ 15) die Ausstoßung dieses Pfropfes, die der Heilung vorhergeht, beschleunigen. Wenn das Geschwür von selbst aufgegangen ist, kann man durch vorsichtigen seitlichen Druck den Pfropf heraustreiben. Zu warnen ist vor dem Gebrauch von so-

genannten Zugpflastern (Hamburger Pflaster) oder vor dem Auf=
legen von Speck oder dgl. auf die Beulen, da dies niemals nutzt,
oft aber durch Unsauberkeit schadet. Mit einfachen feuchtwarmen
Verbänden erreicht man stets mehr.

§ 56.
Unterleibsbrüche.

Ein Unterleibsbruch entsteht durch Austritt eines Darmstückes
aus der Bauchhöhle unter die Haut. Am häufigsten findet dies in
der Leistengegend an der Grenze zwischen Oberschenkel und Bauch
(Leistenbeuge) statt; aber auch am Nabel und an anderen Stellen
der Bauchwand kommen solche Brüche vor. Die Brüche der Leisten=
beuge steigen oft in den Hodensack hinab und können diesen bis
über Kindkopfsgröße erweitern. Unterleibsbrüche sind daran zu
erkennen, daß sie beim Husten und Pressen stärker hervortreten,
daß sie oft mit Leichtigkeit zurückzubringen sind, aber auch ebenso
rasch beim Husten und Pressen wiederkehren. Die Brüche beginnen
meist als eine kleine walnuß= bis hühnereigroße Geschwulst und
vergrößern sich rasch, namentlich bei schwerer Arbeit und stärkeren
Anstrengungen. Deshalb müssen alle Bruchleidenden ein passendes
Bruchband tragen, um den Bruch zurückzuhalten. Große und nicht
mehr durch ein Bruchband zurückzuhaltende Brüche machen im all=
gemeinen untauglich für den Dienst an Bord. Der Schiffsführer
sollte daher stets vor der Anmusterung darauf achten, daß ein der=
artiges Leiden nicht verheimlicht wird.

Sehr gefährlich wird ein Bruch dadurch, daß er sich einklemmt. Eine
Einklemmung, die bei großen und kleinen Brüchen jederzeit möglich ist,
entsteht dadurch, daß das den Bruch bildende Darmstück aus irgend=
einem Grunde nicht mehr zurückgebracht werden kann und nun infolge
der Abschnürung rasch abstirbt, wodurch eine tödliche Bauchfell=
entzündung entsteht. Eingeklemmte Brüche erfordern schnellstens
ärztliche Hilfe. Inzwischen kann man versuchen, durch kalte Umschläge
auf den Bruch die Entzündung zurückzuhalten und durch Opium=
tropfen aus der Arzneikiste (höchstens 25 Tropfen) die Schmerzen zu
lindern. Zweckmäßig ist auch Hochlagerung des Beckens und der Beine.

IV. Erste Hilfe bei Ohnmacht, Scheintod, Hitzschlag.

§ 57.
Ohnmacht.

Ohnmachtsanfälle treten besonders bei schwachen oder kranken Personen auf, ferner nach starkem Blutverluste bei Verletzten. Oft entstehen Ohnmachten auch bei durchaus gesunden Personen infolge bloßen Anblicks blutender Wunden oder Verletzungen anderer Personen. Hierauf hat man Rücksicht zu nehmen bei der Auswahl der Gehilfen in Fällen von Knochenbruch oder von Verwundung.

Der von einer Ohnmacht Ergriffene wird plötzlich blaß und fällt bewußtlos zu Boden. Um ihn wieder zu sich zu bringen, genügt bei gesunden Personen meist schon die ausgestreckte Lage auf dem Boden, zugleich spritze man etwas kaltes Wasser auf Gesicht und Brust. Nach dem Erwachen gebe man dem Betreffenden Wasser oder Hoffmannstropfen; bei schwachen und kranken Personen ist heißer Kaffee oder ein Glas Portwein angebracht. Dauert die Bewußtlosigkeit auch bei ausgestreckter Lage länger an, so versuche man durch Kitzeln in der Nase mit einer Feder, durch Reiben der Hohlhand oder der Fußsohlen mit Bürsten oder des ganzen Körpers mit einem Flanelltuch das Bewußtsein zurückzurufen. Zuvor sind alle Kleidungsstücke zu lösen. Wenn die Atmung nicht mehr zu spüren ist und der Herzschlag anscheinend aufgehört hat, verfahre man wie bei Scheintod.

§ 58.
Scheintod.

Das einzig sichere Zeichen des wirklichen Todes ist die eintretende Fäulnis, die sich zuerst durch grünliche Färbung der Bauchdecken, durch große blaurote Flecken (Totenflecke) an den am tiefsten liegenden Stellen des Körpers und durch Leichengeruch bemerkbar macht. Weitere Zeichen des Todes sind die Totenstarre und die Glanzlosigkeit des Auges („gebrochene" Augen).

Bei plötzlichen Todesfällen ohne erkennbare Veranlassung nehme man immer zuerst Scheintod an. Dieser Zustand, bei dem das Empfindungs- und Bewegungsvermögen völlig, Atmung und Herzschlag nur scheinbar verschwunden sind, kommt am häufigsten bei Ertrunkenen, Erhängten und Erstickten, sowie bei Erfrorenen vor, kann aber auch bei schweren Ohnmachten ohne sichtbare Veranlassung auftreten.

In jedem Falle von Scheintod ist sofort die künstliche Atmung einzuleiten, d. h. es wird durch künstliche Nachahmung der im Leben von selbst erfolgenden Atembewegungen des Brustkorbes dem Scheintoten so lange Luft zugeführt, bis die selbständige Atmung wieder einsetzt (s. unten). Die endgültige Entscheidung darüber, ob der Tod eingetreten ist oder nicht, muß dem Arzte vorbehalten bleiben.

§ 59.
Vorbereitungen für die künstliche Atmung.

Der Oberkörper des Scheintoten wird sofort, nötigenfalls durch Aufschneiden der Kleider, entblößt. Bei Ertrunkenen ist das etwa im Munde oder in den Luftröhren zurückgebliebene Wasser alsdann dadurch zu beseitigen, daß man den Verunglückten auf die Seite lagert. Man kann ihn auch auf die Vorderseite lagern und ihm zugleich ein Polster (am einfachsten ein zusammengerolltes Kleiderbündel) unter die Magengegend schieben, so daß die Mitte des Körpers etwas erhöht liegt und die Flüssigkeit aus dem Munde ablaufen kann. Durch Reiben des Rückens zwischen den Schulterblättern kann man die Herausbeförderung des etwa im Magen oder den Lungen befindlichen Wassers unterstützen. Niemals darf der Ertrunkene zu diesem Zwecke auf den Kopf gestellt werden oder auf Fässern gerollt werden. Darauf reinigt man den Mund, nachdem man nötigenfalls die Kiefer durch einen zwischen die Zähne geschobenen Keil getrennt hat, und den Schlund mit einem zeugumwickelten Finger (von Kautabak, Erbrochenem usw.), zieht die Zunge nach vorn über das Kinn und läßt sie von einem

Gehilfen mit einem Taschentuch oder dgl. festhalten. Ist die Atmung nun noch nicht von selbst wiedergekehrt, so beginne man mit der künstlichen Atmung (s. § 60).

Erhängte lasse man beim Abschneiden nicht zu Boden fallen, weil sie dadurch Schaden erleiden können; man unterstütze daher den Körper vorher durch Umfassen. Darauf wird nach Entfernung der Umschnürung und nach Beseitigung der Kleidung an Hals und Brust die künstliche Atmung begonnen.

Ist jemand in schlechter Luft durch Erstickung verunglückt, so sorge man vor allem dafür, daß der Raum, in dem der Verunglückte sich noch befindet, sofort gründlich gelüftet wird, damit die giftigen Gase oder die schlechte Luft abzieht; denn sonst können leicht noch andere Personen beim Betreten des Raumes verunglücken. Der Verunglückte wird sodann an die frische Luft gebracht und sofort die künstliche Atmung eingeleitet.

Erfrorene werden zuerst in einen kühlen Raum gebracht, entkleidet und mit Schnee oder Tüchern, die in kaltes Wasser getaucht sind, kräftig abgerieben, bis die Glieder biegsam werden. Dann wird die künstliche Atmung ausgeführt. Erst wenn diese Erfolg hat und die bläuliche Färbung der Haut verschwindet, wird der Erfrorene in ein kaltes Bett gelegt, mit kalten wollenen Decken abgerieben und dann zugedeckt.

Stets hat man bei Verunglückten, die durch die künstliche Atmung wieder zum Leben zurückgerufen sind, während der ersten Stunden darauf zu achten, daß die natürliche Atmung in regelmäßiger Weise anhält, da es vorkommen kann, daß der Verunglückte von neuem bewußtlos wird und die Atmung wieder aussetzt, besonders wenn das Bewußtsein noch nicht völlig zurückgekehrt war. In solchen Fällen ist stets von neuem die künstliche Atmung auszuführen.

§ 60.
Die künstliche Atmung.

Es gibt mehrere Arten der künstlichen Atmung. Die einfachste ist folgende: Unter die Schultern des ausgestreckt auf dem Rücken Liegenden bringe man eine kleine Unterlage aus zusammengelegten

Kleidern oder dgl. und lasse die Zunge in der angegebenen Weise festhalten. Man kniee dann hinter dem Kopfe des Verunglückten

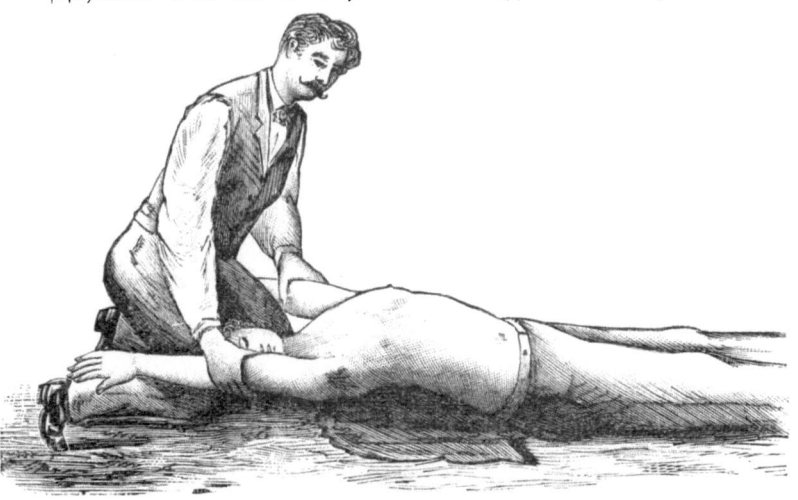

Abbildung 21. Künstliche Atmung (Einatmung).

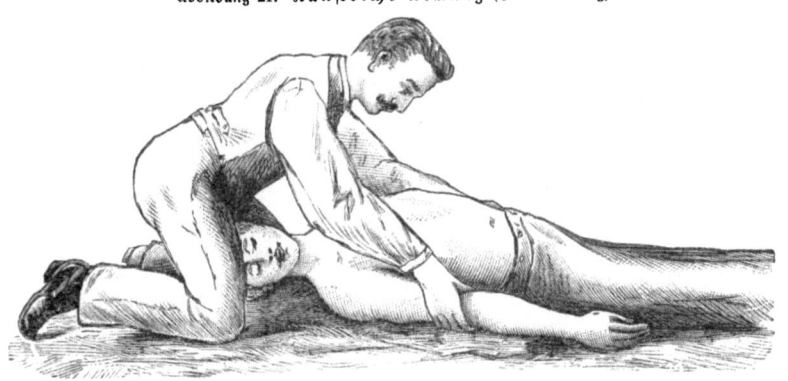

Abbildung 22. Künstliche Atmung (Ausatmung).

nieder, das Gesicht ihm zugewandt, fasse beide Arme dicht oberhalb des Ellbogens und ziehe sie seitlich über seinen Kopf hinweg bis auf den Boden herab, so daß sich dort die Hände berühren (Abb. 21).

In dieser Lage sind die Arme 2—3 Sekunden lang festzuhalten. Dann bewege man sie abwärts, beuge sie und presse die Ellbogen mit dem eigenen Körpergewicht gegen die Brust des Verunglückten (Abb. 22). Nach 2—3 Sekunden strecke man die Arme wieder über dem Kopfe des Verunglückten aus und wiederhole das Ausstrecken und das Anpressen der Arme möglichst regelmäßig etwa 15 mal in der Minute. Bei der Ausatmung (Führung der Arme über den Kopf) umfaßt die Hand den Oberarm des Scheintoten so, daß der Daumen nach innen liegt, die übrigen Finger nach außen. Bei der Einatmung (Zurückbringen der Arme) wird der Griff gewechselt, so daß nun der Daumen nach außen liegt, die übrigen Finger nach innen. Um Übereilung zu vermeiden, führe man die Bewegungen langsam aus und zähle während der Zwischenpausen laut: 101! 102! 103! 104!

Sind mehrere Helfer zur Hand, so sind die soeben beschriebenen Bewegungen von zweien auszuführen, indem jeder einen Arm ergreift und beide, in den Zwischenpausen 101! 102! 103! 104! zählend, gleichzeitig jene Bewegungen vornehmen.

Die künstliche Atmung ist nötigenfalls stundenlang fortzusetzen, wobei andere Helfer zur Ablösung eintreten können.

Der Wiederbeginn der natürlichen Atmung verrät sich durch größeren Widerstand des Brustkorbes gegen den Druck und selbständige Heben der Brustwand. Häufig setzt jedoch die natürliche Atmung nach kurzer Zeit wieder aus, so daß von neuem mit künstlicher Atmung begonnen werden muß. Nach dem Eintritt einer regelmäßigen Atmung wird der Verunglückte zu Bett gebracht, die Haut wird unter der Bettdecke tüchtig mit Tüchern abgerieben, besonders bei Ertrunkenen und Erfrorenen; wenn das Schlucken möglich ist, werden heiße Getränke (Kaffee, Tee, Glühwein oder dgl.) gegeben.

§ 61.
Hitzschlag.

Der Hitzschlag entsteht bei anstrengender Arbeit an heißen und schwülen Tagen, vor allem in überhitzten Räumen. Er ist daher besonders häufig bei der an der Maschine beschäftigten Mannschaft auf Dampfern. Der Hitzschlag verrät sich durch gewisse Vorboten (Schwindel, Taumeln, Beklemmungsgefühl, Irrereden), mitunter machen die Befallenen den Eindruck von Betrunkenen. Dabei ist die Haut trotz der Hitze heiß und trocken, ohne Schweiß, das Gesicht entweder bleich oder blaurot. Zugleich ist die Körperwärme mehr oder weniger stark erhöht. Wenn rechtzeitige Behandlung eintritt und der Betreffende an einen kühlen, schattigen Ort gebracht wird, kann es bei den ersten leichteren Erscheinungen bleiben. Andernfalls kommt es zur Bewußtlosigkeit und zu stundenlangen Krämpfen, wobei die Kranken wie rasend um sich schlagen, oder der Kranke geht nach kurzer Zeit unter Aussetzen des Herzschlages und der Atmung zugrunde. Der Tod erfolgt oft erst nach Tagen. Der Hitzschlag ist stets lebensgefährlich, deshalb ist seine Verhütung notwendig, indem man schon bei den ersten leichten Zeichen den davon Bedrohten sich an einem kühlen Orte erholen läßt. Feuerleute, die sich während der Arbeit, besonders an heißen, schwülen Tagen, krank melden, sollten immer erst mit dem Fieberthermometer gemessen werden, bevor man an Trägheit oder erheuchelte Krankheit denkt. Beträgt die Körperwärme des Untersuchten mehr als 38° und die Zahl der Pulsschläge über 100 in der Minute, so ist der Mann krank und muß von der Arbeit befreit werden.

Jeder vom Hitzschlag Bedrohte oder Befallene muß möglichst rasch abgekühlt werden. Kann er zu diesem Zwecke nicht an einen schattigen, luftigen Ort an Deck gebracht werden, wo er frische Luft reichlich erhalten kann, so ist er ganz zu entkleiden und mit Seewasser eimerweise zu übergießen. Kann er schlucken, so erhält er starken Kaffee oder Tee mit einem Teelöffel voll Hoffmannstropfen. Bei starkem Durste gebe man abgekühlten dünnen Tee oder Kaffee. Wenn der Kranke das Bewußtsein verloren hat und die Atmung aussetzt, ist die künstliche Atmung (§ 60) vorzunehmen. Verfällt er in Krämpfe, so ist besonders darauf zu achten, daß er sich beim Umherschlagen nicht beschädigt; zugleich ist er wiederholt mit kaltem Wasser zu übergießen. Vielfach ist der Kranke noch lange Zeit nach einem überstandenen Hitzschlag arbeitsunfähig und schwach.

Häufig zeigen diejenigen, bei denen die ersten Anzeichen des Hitzschlags auftreten, eine große Neigung dazu, im Zustande geistiger Verwirrtheit über Bord zu springen. Diese Kranken sind daher besonders gut zu beobachten.

Zur Verhütung der Hitzschlaggefahr dient auch die Beschaffung ausreichender Lüftungsvorrichtungen im Maschinenraum, damit stets frische, kühle Luft in die unteren Räume und besonders in den Raum vor den Kesseln geführt werden kann. In einfachster Weise geschieht dies durch Windsäcke, außerdem durch die vielfach vorhandenen Ventilatoren, die aber stets der Windrichtung entsprechend zu stellen sind.

Gegen den Durst bei der Arbeit empfiehlt sich die Verabreichung abgekühlten dünnen Tees oder Kaffees. Geistige Getränke (Bier, Schnaps) sind schädlich; kaltes Wasser ruft leicht Magenstörungen hervor und ist daher besser als Getränk bei der Arbeit in erhitzten Räumen zu vermeiden.

Anhang.

1. Ausrüstung der Hochseefischereifahrzeuge mit Arznei- und anderen Hilfsmitteln zur Krankenpflege.

Gemäß der Bekanntmachung des Reichskanzlers, betreffend Krankenfürsorge auf Kauffahrteischiffen, vom 3. Juli 1905, § 2 sind für Reisen in Küstenfahrt und kleiner Fahrt alle Kauffahrteischiffe (also einschließlich der Hochseefischereifahrzeuge, Eisbrecher, Bergungsfahrzeuge, Seeschlepper und Fahrzeuge gewerbetreibender Lotsen) nach dem Verzeichnis I a auszurüsten, wenn eine Besatzung von mehr als 2 Mann an Bord ist.

Vgl. S. 92.

Für Reisen in mittlerer Fahrt sind Hochseefischereifahrzeuge nach dem Verzeichnis I b auszurüsten (§ 3).

Vgl. S. 93.

2. Formular für die Beschreibung von Unfällen.

Vgl. S. 97.

Anlage.

Verzeichnis Ia.

1. Innerlich anzuwendende Arzneimittel.

Allgemeine Wirkung	Deutsche Bezeichnung unter Berücksichtigung des Arzneibuches für das Deutsche Reich	Lateinische Bezeichnung	Menge	Gebrauchsanweisung und Vorsichtsmaßregeln
Abführmittel	Rizinusöl	Oleum Ricini	250 g	Bei Verstopfung, Durchfall mit Leibweh, Ruhr; 1—2 Eßlöffel.
Stopfmittel und zur Schmerzlinderung	Einfache Opiumtinktur (Opiumtropfen)	Tinctura Opii simplex	10 g (in Tropfflasche)	Nicht für Kinder! Vorsicht! Bei Magenkrampf und Kolik (Leibschmerzen), Durchfall, Ruhr; zweimal täglich 10—15 Tropfen, höchstens 30 Tropfen in 3 Stunden, höchstens 60 Tropfen in 24 Stunden.
Anregendes Mittel	Ätherweingeist (Hoffmannstropfen)	Spiritus aethereus	50 g (in Flasche mit Korktropfen)	Nach Ohnmacht, Hitzschlag; 20—25 Tropfen auf Zucker oder Brot.

2. Äußerlich anzuwendende Arzneimittel.

Zum Wundverband	KautschukHeftpflaster	Emplastrum adhaesivum cum Cautschuc paratum	5 m lang, 3 cm breit, (in Bandform)	Zum Bedecken von kleinen Wunden. Die Wundränder werden einander genähert und das Heftpflaster so befestigt, daß die Wunde nicht wieder auseinanderklafft.
	Kresolseifenlösung	Liquor Cresoli saponatus	100 g	Vorsicht! Nur äußerlich und gehörig verdünnt zu gebrauchen! 1 Eßlöffel voll in 1 Liter Wasser zu lösen. Zum Auswaschen und Abtupfen von Wunden und Geschwüren.
	Borsalbe	Unguentum Acidi borici	250 g	Bei Verbrennungen und Geschwüren auf reine Mullläppchen aufzustreichen und aufzulegen.
Zu Umschlägen	Bleiessig	Liquor Plumbi subacetici	50 g	2 Teelöffel zu ½ Liter Wasser gibt Bleiwasser zu Umschlägen b. Quetschungen, Feigwarzen usw.
Anregendes Mittel	Senfspiritus	Spiritus Sinapis	50 g	Ein handgroßes Stück Leinen oder Löschpapier anzufeuchten und auf die Haut zu legen; bei Ohnmacht, Kopf-, Brustschmerzen, Herzstumpfen u. dgl.

8. Andere Hilfsmittel zur Krankenpflege.

Gegenstand	Menge	Bemerkungen
Mullbinden	10 Stück	
Verbandmull	5 m	
Verbandwatte	200 g	
Verbandtücher	2 Stück	etwa 5 m lang, 8 cm breit in Päckchen zu je 1 m
Sicherheitsnadeln	12 Stück	in Päckchen zu je 50 g
Anleitung zur Gesundheitspflege auf Kauffahrteischiffen usw. Neueste Ausgabe	1 Stück	mit Aufdruck nach Vorschrift in einer Schachtel

Verzeichnis Ib.

1. Innerlich anzuwendende Arzneimittel.

	Deutsche Bezeichnung unter Berücksichtigung des Arzneibuchs für das Deutsche Reich	Lateinische	Menge	Gebrauchsanweisung und Vorsichtsmaßregeln
Allgemeine Wirkung				
Abführmittel	Magnesiumsulfat (Bittersalz)	Magnesium sulfuricum	250 g	Gegen Verstopfung; morgens nüchtern 1 Eßlöffel voll in warmem Wasser gelöst zu trinken.
	Rizinusöl	Oleum Ricini	250 g	Bei Verstopfung, Durchfall mit Leibweh, Ruhr; 1—2 Eßlöffel.
Stopfmittel und zur Schmerzänderung	Einfache Opiumtinktur (Opiumtropfen)	Tinctura Opii simplex	10 g (eine Tropfflasche)	Nicht für Kinder! Vorsicht! Bei Magenkrampf und Kolik (Leibschmerzen), Durchfall, Ruhr; zweimal täglich 10—15 Tropfen, höchstens 30 Tropfen in 3 Stunden, höchstens 60 Tropfen in 24 Stunden.
Hustenmittel	Brustelixir	Elixir e Succo Liquiritiae	100 g	Bei Husten und Erkältungen; 2 stündlich ½ Teelöffel in etwas Wasser.
Anregendes Mittel	Äthermeingeist (Hoffmannstropfen)	Spiritus aethereus	50 g (in Flasche mit Korktropfen)	Nach Ohnmacht, Hitzschlag; 20—25 Tropfen auf Zucker oder Brot.

— 94 —

Allgemeine Wirkung	Deutsche Bezeichnung unter Berücksichtigung des Arzneibuchs für das Deutsche Reich	Lateinische	Menge	Gebrauchsanweisung und Vorsichtsmaßregeln
Fiebermittel	Chininhydrochlorid (Chinin)	Chininum hydrochloricum 1 g	20 Pulver	Bei fieberhaften Erkrankungen 1 Pulver in 100 ccm Wasser zu lösen, davon alle 2 Stunden 1 Eßlöffel. Bei Wechselfieber genau nach der „Anleitung".
	Natriumsalicylat	Natrium salicylicum 1 g	30 Pulver	Bei Gelenkrheumatismus, Blasenkatarrh alle 3 Stunden 1 Pulver in Oblaten; tritt Ohrensausen und Schwindel auf, so ist mit dem Gebrauch aufzuhören.
	Copaivabalsam	Balsamum Copaivae	50 g	Bei Tripper und Blasenkatarrh 3 mal täglich 10—20 Tropfen; bei Verdauungsbeschwerden, Leibschmerzen, Blasen- und Nierenschmerzen auszusetzen! Vorsicht!
	Kamillen	Flores Chamomillae	125 g	Bei Erkältung und Unwohlsein als Teeaufguß (1 Eßlöffel voll auf ½ Liter kochendes Wasser) tassenweise mit etwas Zucker zu trinken.
	Oblaten	(Chartae amylaceae)	50 Stück	Zum Einwickeln von Chinin- und Natriumsalicylpulvern. Vor dem Gebrauche sind die Oblaten anzufeuchten.

2. Äußerlich anzuwendende Arzneimittel.

Zum Wundverband	Kautschuk-Heftpflaster	Emplastrum adhaesivum cum Cautschuc paratum	10 m lang 3 cm breit (in Bandform)	Zum Bedecken von kleinen Wunden. Die Wundränder werden einander genähert und das Heftpflaster so befestigt, daß die Wunde nicht wieder auseinanderklafft.
	Basisches Wismutgallat (als Jodoformersatz)	Bismutum subgallicum	25 g	Auf Wunden, Schrunden und Geschwüre in dünner Schicht zu streuen; bei stärkerer Absonderung streue man dickere Schichten auf.
	Kresolseifenlösung	Liquor Cresoli saponatus	250 g	Vorsicht! Nur äußerlich und verdünnt zu gebrauchen. 1 Eßlöffel voll in 1 Liter Wasser zu lösen. Zum Auswaschen und Abtupfen von Wunden und Geschwüren.
	Borsalbe	Unguentum Acidi borici	250 g	Bei Verbrennungen und Geschwüren auf reine Wattebäuschchen aufzustreichen und aufzulegen.

— 95 —

Zu Umschlägen und dergleichen	Bleiessig		50 g	2 Teelöffel zu ½ Liter Wasser gibt Bleiwasser zu Umschlägen b. Quetschungen, Feigwarzen usw.
	Zinksulfat (Einspritzungspulver)	Liquor Plumbi subacetici Zincum sulfuricum 1 g	10 Pulver	1 Pulver in 200 g Wasser zu lösen; bei Tripper von der Lösung 2—4 mal täglich eine Spritze voll langsam in die Harnröhre zu spritzen. Bei Augenentzündungen dient die Lösung von 1 Pulver in ½ Liter Wasser als Augenwasser.
Mittel gegen Zahnweh	Kreosotlösung (Zahntropfen)	Kreosotum cum Spiritu aa	(in Tropfflasche) 10 g	1 Tropfen auf 1 Stückchen Watte in den hohlen Zahn einzuführen.
Anregendes Mittel	Senfspiritus	Spiritus Sinapis	100 g	Ein handgroßes Stück Leinen oder Löschpapier anzufeuchten und auf die Haut zu legen; bei Ohnmacht, Kopf-, Brustschmerzen, Herzkrämpfen u. dgl.

3. Andere Hilfsmittel zur Krankenpflege.

Gegenstand	Menge	Bemerkungen
Medizingläser	6 Stück	von verschiedener Größe bis zu 200 ccm Inhalt
Korke	20 Stück	—
Salbentruten	3 Stück	zum Aufkleben auf die Arzneigefäße
Zettel, rote, mit der Aufschrift „Äußerlich"	12 Stück	desgleichen
Zettel, weiße	12 Stück	desgleichen
Wasserdichter Stoff	1 m	zur Bedeckung von Umschlägen
Verbandwatte	1 kg	in Päckchen zu je 100 g
Flanellbinden	3 Stück	etwa 5 m lang, 8 cm breit
Mullbinden	20 Stück	desgleichen
Verbandmull	10 m	in Päckchen zu je 1 m
Verbandtücher	2 Stück	mit Aufdruck nach Esmarch.
Sicherheitsnadeln	20 Stück	in einer Schachtel.
Spalthölzern	2 Stück	aus dünnen Brettchen, welche in etwa 1 cm breite Streifen geschnitten und auf Zeug geklebt sind.
Handbürste	1 Stück	aus starkem Glase mit kurzer stumpfer Spitze und Lederstempel.
Tripperspritzen	3 Stück	—
Tragbeutel (Suspensorien)	3 Stück	1 linksseitiges und 1 rechtsseitiges.
Bruchbänder	2 Stück	

Gegenstand	Menge	Bemerkungen
Verbandtasche, enthaltend: 1 Thermometer in Hülse*), 2 Injektionsmesser, 1 Schere, 1 Spatel, 1 Pinzette, 1 Klemmpinzette, 3 Wundnadeln, (krumme, darunter 1 starke), 4 g Nähseide	1 Stück	—
Anleitung zur Gesundheitspflege auf Kauffahrteischiffen usw. Neueste Ausgabe	1 Stück	—
Portwein	3 Flaschen	—

*) Empfohlen wird ein Minuten-Maximalthermometer.

Formular für die Beschreibung*).

Unfall
in dem Betriebe des deutschen Schiffes

Heimatshafen: See-Berufsgenossenschaft in
Unterscheidungssignal: Hamburg.
Reeder (Korrespondentreeder) und   Sektion   in
Wohnort desselben:
Schiffer und Wohnort desselben: Vertrauensmann und Wohnort desselben:
Reise von   nach

1. Wochentag, Datum, Tageszeit und Stunde des Unfalles.	
2. Vor- und Zuname der verletzten oder getöteten Person. Im Betriebe beschäftigt als? (Art der Beschäftigung, Klasse der Schiffsbesatzung.) Wohnort, Lebensalter (ungefähre Angabe in Jahren genügend). Sind mehrere Personen von dem Unfall betroffen, so sind die Verhältnisse jeder einzelnen Person getrennt anzugeben.	
3. Veranlassung und Hergang des Unfalls. Hier ist eine Schilderung des Unfalls zu geben. Insbesondere ist der Betriebsraum, in welchem, und die Beschäftigung, bei der sich der Unfall ereignete, genau zu bezeichnen und, wenn der Unfall während des Betriebes infolge eines Elementar-Ereignisses eingetreten ist, letzteres näher zu beschreiben.	
4. Worin besteht die Verletzung? Wird dieselbe voraussichtlich den Tod oder eine Erwerbsunfähigkeit von mehr als dreizehn Wochen zur Folge haben?	
5. Wo ist die verletzte Person untergebracht? (Krankenhaus, Fahrzeug, Wohnung.)	
6. Krankenkasse, welcher die verletzte Person angehört.	
7. Augenzeugen des Unfalls. (Name und Wohnort des Zeugen bzw. Name und Führer des Fahrzeuges, an dessen Bord sich die Zeugen befinden.)	
8. Ist in betreff des Unfalls eine Verklarung abgelegt, oder wird eine solche abgelegt werden? Zutreffendenfalls wo?	
9. Besondere Bemerkungen. (Z. B. Angabe von Vorkehrungen zur Verhütung ähnlicher Unfälle usw.)	

*) Anlage A der Bekanntmachung des Reichs-Versicherungsamtes vom 23. Dezember 1887.

Alphabetisches Sachverzeichnis.

(Die Ziffern bezeichnen die Seitenzahl.)

Abführmittel 19.
Aderpresse 49.
Armtragetuch 68.
Arzneimittel 16, 17.
Arzneikiste, -schrank 16.
Ätherweingeist s. Hoffmannstropfen.
Atmung 8.
Atmung, künstliche 86, 87.
Auswurf 21, 23, 33, 34.

Bauchfell 8.
Bauchwunden 53.
Beulenpest s. Pest.
Bewußtlosigkeit s. Ohnmacht.
Bittersalz 19.
Blasenkatarrh 26, 28.
Blattern s. Pocken.
Bleiessig 18.
Bleiwasser 18.
Blinddarmentzündung 10, 12, 37.
Blutadern 5.
Blutbrechen 13, 36, 37.
Blutgefäße 5.
Bluthusten 13, 23, 37, 53.
Blutkreislauf 5.
Blutschwär 82.
Blutstillung 46.
Blutungen aus der Lunge 36, 37.
— aus dem Magen 36, 37.
— aus den Ohren 67.
Borsalbe 18.
Brandwunden 54.
Brechdurchfall 36.
Bruch s. Knochenbruch, Unterleibs-
  bruch.
Brustelixier 18.

Brustfell 7.
Bruststiche 12, 34.
Brustwunden 53.

Chinin 18.
Cholera 21, 23.

Darm 10.
Desinfektion im allgemeinen 21, 22.
Desinfektionsmittel 22, 23.
Diphtherie 33.
Durchfall 35.

Eicheltripper 25.
Eingeweide des Menschen 8, 9.
Einspritzungspulver 20.
Eiterung 40, 41, 46.
Erfrieren 54, 86.
Erhängen 86.
Ersticken 86.
Ertrinken 85.

Fieber 14, 15.
Fingerentzündung (Fingergeschwür)
  79.
Fische, Verletzungen durch 41, 79.
Fortschaffung des Verletzten 38, 66.
Frostschäden 54.
Furunkel 82.

Gallenblase 9.
Gelenkrheumatismus 32.
Gelenkwunden 54.
Geschlechtskrankheiten 25.
Geschlechtsorgane 10.
Gliederreißen 32.

Halsentzündung 33.
Halsschmerzen 12, 33.
Harnorgane 10.
Harnröhrenverengerung 26.
Hautausschlag bei Syphilis 28.
Heiserkeit 33.
Herz 5, 6.
Hitzschlag 88.
Hodenentzündung 26, 27.
Hodenquetschung 58.
Hoffmannstropfen 18.
Husten 33, 34.

Infektionskrankheiten 20.

Kalk 22.
Kalkmilch 23.
Kamillen 18.
Kehlkopfkatarrh 33.
Knochenbau des Menschen 1.
Knochenbruch im allgemeinen 61.
— Einrichtung 65.
— Verband 65.
— Zeichen des Knochenbruchs 61.
— der Finger 72.
— der Kniescheibe 76.
— der Knöchel 75.
— des Oberarmes 69.
— des Oberschenkels 72.
— der Rippen 67.
— des Schädels 67.
— des Schlüsselbeins 68.
— der Speiche 71.
— des Unterarmes 70.
— des Unterschenkels 74.
— der Wirbelsäule 68.
Kompressen s. Umschläge.
Kopaivabalsam 28.
Kopfwunden 53.
Körper, Bau und Verrichtungen desselben 1.
Krankenbehandlung, allgemeine 14.
Krankenkost 14.
Krankenraum 14.
Krankheitszeichen 11.
Kreosotlösung 19.
Kresolseifenlösung 19.

Kresolwasser, verdünntes 22.
Kresolwundwasser 19.
Küstenfieber s. Wechselfieber.

Lagerung des Verletzten 39, 66.
Lähmung 69.
Leber 9.
Leibschmerzen 12, 35, 37.
Leistendrüsenentzündung 29.
Luftröhrenkatarrh 33.
Luftwege 7.
Lungen 7.
Lungenentzündung 34.
Lungenschwindsucht s. Tuberkulose.
Lymphdrüsen 11.
Lymphgefäße 11.

Magen 8.
Magenblutung 36.
Magnesiumsulfat s. Bittersalz.
Malaria s. Wechselfieber.
Mandeln 12.
Mandelentzündung 33.
Milz 9.
Muskelrheumatismus 12, 32.

Nerven 4.
Nervenfieber s. Unterleibstyphus.
Nieren 10.

Ohnmacht 13, 84.
Ohrensausen 32.
Opiumtinktur 19.

Pest 21.
Pocken 21.
Pulsschlag 14.

Quetschwunden 52.

Rattenpest 21.
Rheumatismus s. Gelenkrheumatismus, Muskelrheumatismus.
Rippenfell s. Brustfell.
Rißwunden 52.
Rizinusöl 19.
Ruhr 12, 23.

7*

Salbenverbände 43, 52, 54.
Schädelbruch 67.
Schanker, harter 28.
— weicher 29.
Scheintod 13, 84.
Schiffstagebuch 18.
Schlagadern 5.
Schnittwunden 52.
Schweinsbeule 82.
Schwindsucht s. Tuberkulose.
Senfspiritus 19.
Speiseröhre 8.
Stichwunden 52.
Stuhlgang, Beschaffenheit desselben 13, 24, 35.
Sumpffieber s. Wechselfieber.
Syphilis 28.

Temperatur des Körpers 14.
Thermometer 15.
Triangel 69.
Trinkwasser 21, 24.
Tripper 25.
Tripperaugenentzündung 26.
Tripperrheumatismus 26.
Tuberkulose 23.
Typhus s. Unterleibstyphus.

Umschläge (feuchtwarme, kalte) 20.
Unfallformular 39, 97.
Unterbindung von Blutgefäßen 49.

Unterleibsbruch 83.
Unterleibstyphus 23.
Untersuchung des Kranken 11.
— des Verletzten 38.

Verbände 39.
Verbandwechsel 46.
Verbrennung s. Brandwunden.
Verletzung 38, 53.
Verrenkung 60.
Verstauchung 59.
Verstopfung 35.
Verzeichnisse der mitzunehmenden Arzneimittel 16, 92 ff.
Vorhautentzündung 26.

Wäsche des Kranken 22.
Wasser, Ansteckung durch 24.
Wechselfieber 31.
Wiederbelebungsversuche 85, 86.
Wismutgallat s. Wundpulver.
Wundbehandlung 40.
Wunden, verunreinigte 45.
Wundnaht 44.
Wundpulver, gelbes 20, 43, 45.

Zahnschmerzen 19.
Zahntropfen s. Kreosotlösung.
Zinksulfat s. Einspritzungspulver.
Zunge, belegte 12, 35.

MIX
Papier aus verantwortungsvollen Quellen
Paper from responsible sources
FSC® C105338

If you have any concerns about our products,
you can contact us on
ProductSafety@springernature.com

In case Publisher is established outside the EU,
the EU authorized representative is:
**Springer Nature Customer Service Center GmbH
Europaplatz 3, 69115 Heidelberg, Germany**

Printed by Libri Plureos GmbH
in Hamburg, Germany